双極性障害の心理教育マニュアル
Psychoeducation Manual for Bipolar Disorder
Francesc Colom, Eduard Vieta

患者に何を,どう伝えるか

〔監訳〕
秋山　剛　　NTT東日本関東病院精神神経科・部長
尾崎紀夫　　名古屋大学大学院精神医学・親と子どもの心療学・教授

〔訳〕
脇園知宜　　自衛隊仙台病院精神科・部長
北川信樹　　北海道医療大学看護福祉学部臨床福祉学科・教授
横山太範　　さっぽろ駅前クリニック・院長
有馬秀晃　　品川駅前メンタルクリニック・院長
森脇久視　　東京女子医科大学東医療センター精神科
山田和男　　東京女子医科大学東医療センター精神科・教授
奥山真司　　トヨタ自動車株式会社・統括精神科医・主査
深間内文彦　榎本クリニック・院長
上田知子　　法務省東京保護観察所
森信　繁　　広島大学大学院ストレス脆弱性克服プロジェクト・特任教授
松原六郎　　松原病院(福井)・理事長
川嵜弘詔　　九州大学大学院精神病態医学・准教授
五十嵐良雄　メディカルケア虎ノ門・院長
井上賀晶　　メディカルケア虎ノ門

医学書院

All Rights Reserved. Authorized translation from the first English language edition,
Entitled Francesc Colom and Eduard Vieta : Psychoeducation Manual for Bipolar Disorder
Published by Cambridge University Press
Copyright © 2006 by Francesc Colom and Eduard Vieta
© First Japanese edition 2012 by Igaku-Shoin Ltd., Tokyo

Printed and bound in Japan

双極性障害の心理教育マニュアル
―患者に何を，どう伝えるか

発　　行	2012年4月15日　第1版第1刷
	2019年11月1日　第1版第3刷

原著者	フランセスク コロン・エドゥアルド ヴィエタ
監訳者	秋山　剛・尾崎紀夫
発行者	株式会社　医学書院
	代表取締役　金原　俊
	〒113-8719　東京都文京区本郷1-28-23
	電話　03-3817-5600（社内案内）
印刷・製本	双文社印刷

本書の複製権・翻訳権・上映権・譲渡権・貸与権・公衆送信権（送信可能化権を含む）は株式会社医学書院が保有します．

ISBN 978-4-260-01548-6

本書を無断で複製する行為（複写，スキャン，デジタルデータ化など）は，「私的使用のための複製」など著作権法上の限られた例外を除き禁じられています．大学，病院，診療所，企業などにおいて，業務上使用する目的（診療，研究活動を含む）で上記の行為を行うことは，その使用範囲が内部的であっても，私的使用には該当せず，違法です．また私的使用に該当する場合であっても，代行業者等の第三者に依頼して上記の行為を行うことは違法となります．

JCOPY 〈出版者著作権管理機構　委託出版物〉

本書の無断複製は著作権法上での例外を除き禁じられています．複製される場合は，そのつど事前に，出版者著作権管理機構（電話 03-5244-5088，FAX 03-5244-5089，info@jcopy.or.jp）の許諾を得てください．

監訳者の序

　良好な治療効果が得られ，その後再発の予防を維持するためには，患者さん(とそのご家族)が病気とその対応方法について十分に知り，対応を実践していただく必要があります。そのためには，専門家による「心理教育」は欠かせません。「教育」という言葉から，ときに「一方通行の知識伝授」といったイメージをもたれがちですが，「心理教育」は「一方通行」ではなく，「教える側と，教えられる側の双方が参加して，相互理解が深まるもの」であることが重要です。

　本書で紹介されている「双極性障害の心理教育」の本質は，まさに「治療者と患者の双方向性と相互理解」にあります。「双極性障害の心理教育」における互いに理解すべき具体的な事柄を説明するにあたり，「病識とは何か」について触れたいと思います。「病識」は，「自分が病気であることと，治療を受ける必要性」の2点を自覚することだと思われています。一方，図で示した定義によれば，この2点に加え，「何が症状であるかがわかること」が備わって初めて，「真の病識」が成立します(David AS：Insight and psychosis. Br J Psychiatry 156：798-808, 1990)。

　「何が症状であるかがわかること」の重要性を考えてみましょう。双極性障害で生じる，うつ病相の「落ち込み」と躁病相の「高揚感」は，誰にでも起こる気分の波と似ています。その結果，患者さんや，ときにご家族も，「…であれば落ち込むのは当たり前」

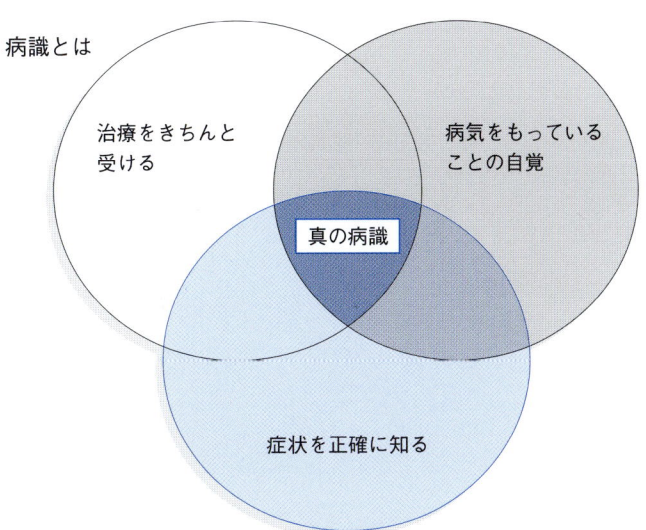

図　病気，症状，治療に関する患者さんと治療者の共通認識
(David AS：Insight and psychosis. Br J Psychiatry 156：798-808, 1990 より一部改変)

と考えることや，患者さんは「元気なあの頃（躁病相）を目標にしたい」と思いがちです。まして，気分の波の「兆し」や「きっかけ」に思い至ることは難しく，病的な気分の波に振り回される場合や，ときに「高揚気分が抑えつけられる薬は飲みたくない」といった発想にもつながりかねません。

　本書の筆者たちは，双極性障害の患者さんとそのご家族に何を知ってもらい，どのように対応してもらえばよいのか，治療者が十分理解しておくべきことについて丁寧に説明しています。この心理教育プログラムの再発予防効果は，（ランダム化比較試験による）効果研究によって実証されている点も重要な点です。

　わが国でもこのプログラムが広まることを訳者一同は期待していますが，わが国とスペインの事情が異なる点や，説明をするべきだと考えた点については，訳者による補足説明を加えました。

　双極性障害の治療者のみならず，患者さんやご家族にも，本書をお読みいただき，対応方法を身につけていただき，社会への参画を果たす方が1人でも増えることを願っております。

2012年4月

尾崎紀夫

原著者について

　双極性障害の治療の中心は薬物治療であるが，心理教育を付け加えることで，双極性障害の再発や入院を減らせることが実証されている。心理教育の目的は，患者の疾患や治療に対する理解，薬物治療へのアドヒアランスの改善である。この本は，エビデンスに基づいたバルセロナ・プログラムを基にした，双極性障害の患者に心理教育を実施するためのガイドである。バルセロナ心理教育プログラムから，セッションや症例を引用し，心理教育のグループを運営する方法を提示している。また，心理教育の効果を最大限にするために，多くの情報，ノウハウや具体的な技法を示している。

　著者らは，維持療法としての心理教育の有用性を証明するためのグループを初めて作り，双極性障害の心理教育の実践に関して長い実績がある。

Francesc Colom　スペイン・バルセロナにある双極性障害プログラム Bipolar Disorder Program, IDIBAPS, Hospital Clinic の上席研究者(Senior Researcher)であり，また英国・ロンドンにある精神医学協会の名誉上席講師(Honorary Senior Lecturer)である。

Eduard Vieta　バルセロナにある双極性障害プログラム Bipolar Disorder Program, IDIBAPS, Hospital Clinic の院長(Director)であり，バルセロナ大学の精神医学の教授(Professor)である。

推薦の序

　双極性障害には，他のいかなる精神障害にもまして，包括的かつ統合的なアプローチが必要である。「正しい薬物治療だけで，双極性障害の治療を行える」という意見は，もはや受け入れられない。研究トライアルで有効性が確認された多数の薬物治療を用いても，今日の臨床現場では，双極性障害の経過は改善されていない。研究上の効果と現場での有用性に乖離が存在するのは，1つには双極性障害の患者に薬物治療を守らせるのが難しいからであり，また，多様で異質な臨床患者の経過には，さまざまなネガティブな心理社会的要素が大きく影響するからである。

　双極性障害における再発の危険性や不良な予後を理解するためのモデルとして，ストレス脆弱性仮説が広く受け入れられつつある。また，障害や治療に対する考えや取り組み，障害がもたらす困難にどのように適応できるか，できないかということが，患者の予後に影響を与える。有害な可能性の高い行動（たとえばドラッグやアルコールの使用）を避け，規則的で安定した社会活動をとるように援助すると，サーカディアンリズム（日常生活のリズム）が安定し，再発のリスクが軽減すると思われる。これらの知見から，予後に悪影響を与える心理社会的ストレッサーに対する介入の必要性は明らかであり，長期にわたるメンタルヘルスの課題に対して，患者が根拠に基づいて行動や対処を選択できるよう支援しなければならない。この分野の研究者のジレンマは，どのタイプの心理的な介入がこれらの要求をすべて満たし，競合的ではなく補完的な治療モデルを提供するかということである。心理療法は，気分安定薬やその他の薬物の受け入れを助け，その効果を損なわないことが重要である。

　過去10年の間に，双極性障害に対する4つの主要な心理的介入のモデルが発展した。そのうちの3つ〔認知行動療法（CBT），対人関係社会リズム療法，家族療法〕はうつ病や統合失調症の治療で成功したという，エビデンスに基づいたモデルの応用である。4つ目のモデルはバルセロナのグループにより新たに開発された。バルセロナグループは自分らの方法を開発するうえで，次の3つを原則としている。①双極性障害の心理-生物-社会モデルを重視する。これによって，すべての治療介入が——薬理的なものであれ心理的なものであれ——患者に意味を成し，理にかなってみえる。②心理社会的な問題の中核を標的とし，エビデンスに基づいた介入を行う（適応，治療アドヒアランス，物質の有害使用の抑制，規則的な社会生活リズムの改善，再発予防の戦略を標的にしている点で，他の方法と共通する）。そして，③疾患に関する具体的で有用な情報を患者が理解しやすい形で提供し，効果的な対処技法を教える。

　バルセロナグループのやり方のユニークな点は，心理教育という考え方に基づきな

がら，成人の学習モデル（adult learning model）を用い，仲間同士で，相互支援，相互学習できるようにグループアプローチを用いていることである。行動を変えるために，情報は必要条件であるが十分条件ではないので，これらの要素は重要である。残念ながら，多くの臨床家は心理教育に関して懐疑的なようである。心理教育を行っていると皆が主張するが，患者が実際に行動を修正し，新しい対処や問題解決技術を学ぶ助けとなる，系統的・包括的・多面的な心理教育モデルを採用している人はほとんどいない。このマニュアルで概説されている心理教育プログラムは，注意深く選択された情報からなり，スーパービジョンを受けながら，または自己学習で，患者が自己管理の技術を発展・実践する機会を与える。セッションは，メンタルヘルスの課題に対するアプローチのモデルを提供するように構成されている。メンタルヘルスの専門家が構造や場を保証することにより，グループでの学習の利点や，仲間同士でのサポートをさらに高めることができる。プログラムでは，話題が真剣に取り扱われるが，グループメンバー間の話し合いを促進するためには，ユーモアを用いてよい。学習を楽しめるプロセスとすることも，このプログラムの目的の1つである。

　Francesc Colom と Eduard Vieta を知っている人は，双極性障害のあらゆる分野に関する研究への彼らの貢献に対して，国際的に大きな尊敬が払われていることを知っているであろう。このマニュアルは，バルセロナで作成された集団プログラムを，いろいろなところで調査，研究，臨床に応用できるように，心理教育のやり方を詳細に記述している。患者に与える情報やセッションの構造が明確に述べられているので，必要に応じて，枠組みを修正することもできる。たとえば，文化の違いや他の治療との組み合わせに従って，セッションの内容を一部修正することが可能である。

　双極性障害の患者が必要とするものは多岐にわたる。Catalan グループにより開発されたプログラムは，患者にとって受け入れやすく，理解しやすい。薬物療法がすべての治療の核であるという重要性を軽視することなく，患者がセルフモニタリング，自己管理できるように力づけるものである。双極性障害に対する薬理的アプローチと心理的アプローチを継ぎ目なく統合したアプローチはほとんどなく，両者はしばしば離れてしまっている。しかし，患者のよりよい予後を望むのであれば，まさしくこういったタイプの治療戦略こそが，喫緊に必要とされている。バルセロナグループは臨床の科学，実践に重要な寄与を果たしている。双極性障害の患者や家族の生活の質を改善するように努めている治療スタッフに，自分たちのプログラムを提供したことは，彼らの大きな貢献である。

Jan Scott

心理療法研究の教授，英国・ロンドンの精神医学協会（Institute of Psychiatry, London, UK）

序

　ローマ帝国時代，軍事的な勝利の後，興奮，歓喜している群集の前で，皇帝は勝利の行進を行った。太陽は高みから輝き，月桂樹が頭を飾り，兵士は偉大な指導者に敬礼し，平民は崇拝し，生命が彼に微笑みかける。偉大な栄光は，勝利による神格化への最初のステップに過ぎない――しかし，大勢の随行員の中，皇帝の背後にその男は歩いていた――彼の仕事は皇帝に対し，「あなたは神ではないことを忘れてはいけない，人間であることを忘れてはいけない，死すべき運命にあることを忘れてはいけない」と繰り返すことである。

　この比喩は，双極性障害の患者が，自分がどこにいるかを知り，どこに行くべきかを決めるための情報を提供する心理教育治療家(psychoeducational therapist)の仕事を，まざまざと描写している。

　双極性障害の患者のための心理教育のグループを始めたとき，入手できる情報，効果に関する無作為試験，マニュアルはほとんどなく，我々は，双極性障害に関する自分の知識や常識に頼らなければならなかった。少し経つと，いくつかのレビューやマニュアルが出始め，我々はこの分野の先進的な研究者と接触をもった。米国，英国，オランダ，イタリアのチームが，同じゴールに向かい，同様の技術を用い，同じテーマに取り組んでいた。我々は同じような結論にたどり着いていたが，これは驚くべきことではない。研究者は皆，常識や双極性障害に関する臨床知識をもっていたからである。心理教育による介入が双極性障害の患者に必要なことは明らかであったが，明らかであることや常識であることは，ただちに有効であることの証明にはならない。科学の役割の１つは，明らかなことを正確に証明することであり，心理教育は双極性障害患者の再発を予防するうえで有効であることが実証された――効果の検証について，我々のグループが重要な役割を果たしたことを誇りに思っている。

　この本は，自分の障害をよりよく管理し，病いとともに生活し，進歩し，より効果的に薬を飲み，なぜ薬を服用する必要があるのかを理解し，双極性障害の再発を防ぐための技術を，患者に伝えるためのマニュアルである。

　この本は心理教育プログラムを実施するうえで必要な技術を述べている。これはエビデンスに基づいた医学という立場から不可欠なだけでなく，この障害に関してより多くを知るという患者の権利を保証し，薬物治療への支援を提供するためである。

　我々はこの本を実践的で使いやすいものにしたいと考えた。双極性障害の臨床像に関する概説，今までに試みられた心理学的な介入に関する簡単なレビューから始め，なぜ双極性障害の患者に対して心理教育を行うことが重要なのか，効果を示す機序は

何か，介入の期間，頻度，形式などについて述べている。こういった理論的，実践的な導入の後，5つのユニット，21のセッションからなる介入について記述している——セッションごとに章を割き，それぞれの章は，次の5つの部分に分けられている。

- 目標：セッションの具体的な目標が述べられている
- セッションの流れ：セッションのステップや行うべきことを詳細に記述している
- セッションのコツ：我々の直接の経験に基づいた，セッションを行ううえで役に立つコツについて述べている
- 配布資料：セッションの終わりに患者に配布するための資料である。心理教育プログラムを行う臨床心理士や精神科医は，これらの資料を定期的にアップデートすることが望まれる
- 宿題：次回のセッションまでにやってきてほしい宿題を示した。宿題は，次回のセッションの準備である

この構成が，この本を用いて我々のプログラムを適用することを容易にしていればと願う。

さて，皇帝に話しかけていた男に話を戻そう。ローマ時代には，こういったことをすれば，文字どおり，胴体と頭部が分離されることになった——近年の心理学においても，肉体と精神を分離するという過ちが繰り返されている。我々は，将来がより明るいものになることを望んでいる。

Francesc Colom
Eduard Vieta

目　次

PART 1　双極性障害の臨床，診断および治療的側面　　1

はじめに　　　　　　　　　　　　　　　　　　　　　　（訳：北川信樹）　2
歴史における双極性障害　　　　　　　　　　　　　　　（訳：北川信樹）　2
診断と分類　　　　　　　　　　　　　　　　　　　　　（訳：北川信樹）　3
- 横断的診断　5
- 縦断的診断：分類　8

双極性障害に対する心理的支援　　　　　　　　　　　　（訳：横山太範）　11
- 精神分析　12
- 集団療法　12
- 対人関係療法　13
- 認知行動療法　14
- 双極性障害患者の家族への支援　16

PART 2　心理教育の概念と方法　　17

心理療法と双極性障害：なぜ心理教育なのか？　　　　　（訳：有馬秀晃）　18
心理教育の作用機序　　　　　　　　　　　　　　　　　（訳：有馬秀晃）　20
臨床診療と心理教育の統合　　　　　　　　　　　　　　（訳：有馬秀晃）　23
心理教育の導入時期　　　　　　　　　　　　　（訳：森脇久視・山田和男）　27
心理教育プログラムの形式的側面　　　　　　　（訳：森脇久視・山田和男）　30
- 患者の数とタイプ　30
- 治療者　31
- 配布資料　31
- セッションの編成　32

PART 3 心理教育プログラム：セッションの内容　33

ユニット 1　障害への気づき ——————————————（訳：奥山真司）　34

セッション 1　紹介と集団のルール ——————————————（訳：奥山真司）　37
- 目標　37
- セッションの流れ　37
- セッションのコツ　39
- 配布資料　40

セッション 2　双極性障害とは？ ——————————————（訳：奥山真司）　42
- 目標　42
- セッションの流れ　42
- セッションのコツ　43
- 配布資料　47

セッション 3　原因と誘因 ——————————————（訳：奥山真司）　49
- 目標　49
- セッションの流れ　49
- セッションのコツ　50
- 配布資料　51

セッション 4　症状Ⅰ：躁と軽躁 ——————————————（訳：奥山真司）　54
- 目標　54
- セッションの流れ　54
- セッションのコツ　55
- 配布資料　57

セッション 5　症状Ⅱ：うつ病と混合性エピソード ——————————————（訳：奥山真司）　59
- 目標　59
- セッションの流れ　59
- セッションのコツ　61
- 配布資料　62

セッション 6　経過と予後 ——————————————（訳：奥山真司）　67
- 目標　67
- セッションの流れ　67
- セッションのコツ　70
- 配布資料　71
- 自分のライフチャートを作りましょう　73

ユニット 2　薬物アドヒアランス　――――――――（訳：深間内文彦・上田知子）　75

- アドヒアランス不良を予測できるか？　77
- 今後の展望　79

セッション 7　治療Ⅰ：気分安定薬　――――――――（訳：深間内文彦・上田知子）　80

- 目標　80
- セッションの流れ　80
- セッションのコツ　81
- 配布資料　82

セッション 8　治療Ⅱ：抗躁薬　――――――――（訳：深間内文彦・上田知子）　85

- 目標　85
- セッションの流れ　85
- セッションのコツ　85
- 配布資料　86

セッション 9　治療Ⅲ：抗うつ薬　――――――――（訳：森信　繁）　90

- 目標　90
- セッションの流れ　90
- セッションのコツ　90
- 配布資料　91

セッション 10　気分安定薬の血中濃度　――――――――（訳：森信　繁）　94

- 目標　94
- セッションの流れ　94
- セッションのコツ　94
- 配布資料　95

セッション 11　妊娠と遺伝カウンセリング　――――――――（訳：森信　繁）　98

- 目標　98
- セッションの流れ　98
- セッションのコツ　99
- 配布資料　99

セッション 12　薬物療法と代替療法　――――――――（訳：脇園知宜）　103

- 目標　103
- セッションの流れ　103
- セッションのコツ　103
- 配布資料　104

セッション 13　治療中断に関連するリスク　――――――――（訳：脇園知宜）　107

- 目標　107

- セッションの流れ　107
- セッションのコツ　109
- 配布資料　110

ユニット 3　精神活性物質乱用の回避　　　　　　　　　（訳：横山太範）　112

セッション 14　精神活性物質：双極性障害におけるリスク　　　　（訳：横山太範）　114
- 目標　114
- セッションの流れ　114
- セッションのコツ　115
- 配布資料　117

ユニット 4　再発の早期発見　　　　　　　　　　　　　（訳：松原六郎）　121
- ステップ 1：よくみられる早期症状についての情報　122
- ステップ 2：自分の早期症状の確認　122
- ステップ 3：自分に特有の前駆兆候と早期症状　123
- リストの使い方は？　125

セッション 15　躁病エピソードと軽躁エピソードの早期発見　　　（訳：松原六郎）　127
- 目標　127
- セッションの流れ　127
- セッションのコツ　128
- 配布資料　128

セッション 16　うつ病エピソードと混合性エピソードの早期発見　　（訳：川嵜弘詔）　132
- 目標　132
- セッションの流れ　132
- セッションのコツ　132
- 配布資料　133

セッション 17　新しい病相がみつかったら何をすべきか？　　　　（訳：川嵜弘詔）　135
- 目標　135
- セッションの流れ　135
- セッションのコツ　136
- 配布資料　137

ユニット 5 規則正しい生活習慣とストレスマネジメント ──（訳：奥山真司） 140

セッション 18 生活習慣を規則正しくする ──（訳：奥山真司） 141
- 目標　141
- セッションの流れ　141
- セッションのコツ　143
- 配布資料　143

セッション 19 ストレス・コントロール ──（訳：五十嵐良雄・井上賀晶） 148
- 目標　148
- セッションの流れ　148
- セッションのコツ　149
- 配布資料　149

セッション 20 問題解決の戦略 ──（訳：五十嵐良雄・井上賀晶） 152
- 目標　152
- セッションの流れ　152
- セッションのコツ　153
- 配布資料　153

セッション 21 終結 ──（訳：五十嵐良雄・井上賀晶） 157
- 目標　157
- セッションの流れ　157
- セッションのコツ　158
- プログラム終了……どうする？　158
- 配布資料　159

おわりに：心理教育は有効か？ ──（訳：五十嵐良雄・井上賀晶） 160

付録　165
文献　167
監訳者あとがき　175
索引　177

訳者からのワンポイント・アドバイス

① 診断を思い浮かべるコツ，活動記録表，周囲の人からの情報 ——— 9
② 双極性障害の発症の原因，遺伝と環境の関与についての補足 ——— 52
③ 混合性エピソード ——— 64
④ ライフチャート ——— 74
⑤ 気分安定薬 ——— 84
⑥ 抗躁薬 ——— 88
⑦ 軽躁状態のコントロール ——— 89
⑧ 双極性障害に対する抗うつ薬の使用 ——— 93
⑨ 気分安定薬（リチウム）の血中濃度 ——— 97
⑩ 気分安定薬と抗精神病薬の妊娠中および授乳中の服用 ——— 101
⑪ 代替療法の効果 ——— 106
⑫ 物質関連障害の現状 ——— 119
⑬ 早期症状と前駆兆候 ——— 126
⑭ 生活リズムの重要性 ——— 146
⑮ 双極性障害とストレス，認知行動療法 ——— 151
⑯ 問題解決技法についての補足および旅行 ——— 156
⑰ グループ運営および啓発書 ——— 159
⑱ 効果研究についての補足 ——— 163

PART 1

双極性障害の臨床, 診断および治療的側面

はじめに

　双極性障害は，古典的には，「躁うつ病」として知られてきた重篤，慢性かつ再発性の精神障害である。有効な薬は出てきているが，双極性感情障害の罹患率や死亡率は高いままであり，患者の生活の質に深刻な影響を与えている。世界における負担が高い障害の第6位にあたり(López & Murray, 1998)，重篤かつ慢性的で，直接的(入院や医療資源への負担)にも，間接的(休業日数や生産性の低下)にも(Wyatt & Henter, 1995, Goetzel et al., 2003)，経済的，社会的に重い負荷となっている。

　双極性障害の罹患率は，成人人口の約4%とされているが(Hirschfeld et al., 2003)，軽度および非定型のものを含めると，一般人口の6.5%に達する可能性もある(Angst, 1995)。障害による影響や再発，高い自殺リスクなどの問題があり，患者や家族に対して，薬物療法だけでなく，多面的な治療を提供する必要がある(Vieta et al., 1992, 1997a, b, c；Tsai et al., 2002)。

歴史における双極性障害

　躁病とメランコリーに関する最初の文献は，紀元前2世紀のカッパドキアのAraeteusにさかのぼる。何世紀もの間，「躁病(mania)」という用語は，原因が何であれ，激しい興奮状態を指すのに用いられた。躁病の身体的基盤を明らかにしようという試みは，死体解剖の認可と臨床解剖学の出現で始まった。19世紀に，Falretによって循環精神病(folie circulaire)，Baillargerによって重複精神病(folie à double forme)が詳しく記載され，躁病とうつ病が概念的，臨床的に結びつけられるようになった。2つの概念は，いずれも，さまざまな興奮，悲嘆が出現する時期，そしてその間の平穏な時期が特徴である。障害の説明として再発と周期性を導入したことは，精神医学史において画期的であったが，誰が初めにこの概念を思いついたのかについて，興味深い話が知られている(Pichot, 1995)。1854年，FalretとBaillargerは同時に障害の周期性について記述しているが，この2人は同じ都市(パリ)で働き，年齢も近く，ともにその時代のほとんどのフランス精神科医を教育していたEsquirolの弟子であった。彼らは，若い医学生への講義(Falretの場合)，医学アカデミー校の臨床セッション(Baillargerの場合)で，自分たちの概念を発表し，最初に概念を定義したのは自分であると論争を続けた。この論争は，彼らの人生と人間関係を害し，1854年2月14日に，2人が同じ会議に出席したときにも，溝は埋まらなかった。彼らは優れていたが同時に意固地で，自分こそが最初に概念を思いついたのであり，相手を無礼で鼻持ちならないと決めつけていた。Falretの息子は精神科医であり，かつBaillargerの後

継者であったが，2人の大学者が亡くなった後にこの論争を処理し，巧妙でややほろ苦い決着をつけた。彼は，ユダヤの賢者ソロモンの知恵をもって，着想を双方によるものと見なし，Baillargerの記念碑を建てるために募金運動を行った。1894年7月7日，外交術に長けたフランス人は，パリで最も高名な精神科医の庭園（訳注：サルペトリエール病院の前庭にBaillargerの胸像が記念碑として建立されている）から精神障害の展開を見守る2人の天才の胸像を主役としたセレモニーで，2人の争いを，「偉人の論戦」として締めくくった。論争は引き分けに終わり，精神医学にとって大きな前進となった。

さらに以前の18世紀に，系統立ってはいなかったが，スペインの医師Piquer ArrufatがFerdinand 6世の病気を躁病-メランコリーとして説明していた。Arrufatの著作は，VietaとBarcia（2000）によって復刻されたが，治療の試みに関する高い臨床知識と，当時としては驚くべきインスピレーション，豊かな好奇心を伝えている。

診断の基本として縦断的観察を導入し，この障害を定義したのは，Emil Kraepelinであった。著作『躁うつ病とパラノイア』（Manic-Depressire Insanity and Paranoia）の発行は，双極性障害の疾病分類学を提示した点で，重要な転機となった。彼は統合失調症と躁うつ病の間に境界を引き，障害のエピソード経過を記述し，遺伝性や主な臨床特徴について述べた。Kraepelinの仕事は，Adolf Meyerやナチズムのために欧州を逃れた精神分析学者に影響されていた北米の精神科医よりも，欧州の精神科医によって引き継がれ，発展した。

Leonhardによる研究は，Kraepelinの業績と同じくらい重要である。彼は，臨床的特徴，経過および家族性の相違から，双極性障害と単極性障害を区別しうると主張した。1966年にAngstとPerrisが，それぞれ独立に，この分類の正当性を立証した。彼らの研究と，George Winokurが先導した北米・グループの研究は，標準化された診断基準の使用に基づく初期の感情障害分類の科学的かつ臨床的根拠となった。

双極性障害の歴史では，疾病分類学的概念の発展と平行して，リチウム塩の発見が特筆される。豪州の科学者であるJohn Cadeがリチウム塩の「静穏化」効果を記述し，リチウムは1949年に初めてヒトで試験された。続いて，スカンジナビアの精神科医ら（特にMogens Schouのグループ）は，初の治験を行い，その抗躁活性を実証した。分子構造の単純性と治療的特性のため，リチウムは魅力的な薬であり続け，その予防効果は，今日でさえ，これを凌ぐものはない。

診断と分類

双極性障害とそのエピソードの臨床診断基準については，論争や解釈の相違も存在するが，双極性障害（特にⅠ型）は，他の精神障害よりも構成概念の妥当性や長期の安定性が高いとされている。不安障害，うつ病，精神病と異なり，躁病は精神医学の疾

病分類学の中で最も明確な概念の1つである。「精神疾患の分類と診断の手引き 第4版」（DSM-IV）における統合失調症の診断基準では，躁病像の除外が求められているが，その逆はない。ただし，躁的症状は他の精神病理においても観察されることがある。

DSM-IVでは改訂第3版（DSM-III-R）と比べて，いくつかの新しい特徴がある。以前は特定不能の双極性障害と分類されていた例を含む独自のカテゴリーとして双極II型障害を取り入れたこと，物質誘発性気分障害または器質性疾患を感情障害の項に含めたこと，そして予後の評価に関する特定化を採用したことである。特定化のいくつかは，以下の通りである。

- 「緊張病性の特徴を伴うもの」：多くの緊張病性症状が，統合失調症よりはむしろ気分障害に関連していることから特定化された。
- 「非定型の特徴を伴うもの」：気分反応性，逆転植物性症状（訳注：過眠と過食）および拒絶に対する過敏性などの特徴を伴う抑うつ病相を意味し，治療方針との関連で取り入れられた。
- 「産後の発症」：一般には予後良好だが，出産のたびに反復するという特有の脆弱性のために特定化された。

縦断的経過については，エピソードの間の回復程度が特定されている。不良な予後，リチウム治療に対する反応性の低さ，抗うつ薬治療のリスクの観点から，急速交代型が特定された。季節性とメランコリー型の診断基準は，若干修正された。躁症状と軽躁症状の持続期間，物質誘発性症状としての薬原性の躁や軽躁の分類も改訂されたが，今後さらに修正が必要である。いくつかの症状は非特異的なため，将来の診断基準は，経過日数に関する基準を緩めるか，取りやめる必要がある。そうでないと，古典的な診断にあてはまらない人が過小診断され，未治療のまま放置されるおそれがある。この意味で，将来の軽躁の診断基準においては，実証性がないまま4日とされている制限よりも，短いエピソードに目を向けるべきである。多くの研究はこの考えを支持しており，双極スペクトラムを拡大することに賛成している（Akiskal et al., 2000；Benazzi, 2001）。一方，躁症状の表現型に民族文化的な違いが果たす役割についても，注意が払われるべきである。特に軽躁に関して，こうした要素のために症状が覆い隠されたり，診断が困難になることがある（Kirmayer & Groleau, 2001）。軽躁症状はこれまで認められている6.5％という有病率（Angst, 1998）よりも頻度が高く，認知が大きな役割を果たしている可能性（Colom et al., 2002）についても考慮する必要がある。

世界保健機関（WHO）の分類である「国際疾病分類 第10版」（ICD-10）では，気分循環症が双極性障害の定義に含まれていない。また，単極性躁病と双極II型障害が，残遺カテゴリー（他の双極性障害）に区分されている。しかしながら，いくつかの予備

的な診断基準が双極Ⅱ型障害を組み込むために導入され，ICD-11 では特定のカテゴリーとされる可能性がある。

横断的診断

躁病相

　双極性障害の躁病相の症状は，ある期間持続する多幸感，誇大症，易刺激性，過剰な自尊心または誇大性（妄想的になる場合もある），睡眠の減少，多弁，観念奔逸，転導性，快楽的かリスクの高い活動への熱中であり，精神運動性の不安または興奮を伴うこともある。軽躁との区別は，変化が患者の社会的/職業的活動に際立った障害をもたらすか，自分や他者を傷つけないよう入院を必要とするほど重篤かによる。他の関連症状として，情動不安定，不安，不快気分がある。幻覚または妄想観念が存在する場合，その内容は通常，気分と調和しているが，常にではない。実際，伝統的には統合失調症に限られるとされていた症状が，双極性患者の重篤な躁病エピソードの間にみられるという報告が増えている（McElroy et al., 1996）。いわゆる「気分調和性」の症状（Tohen et al., 1992）よりも Kurt Schneider の一級症状のほうが頻度が高いようである。ICD-10 では，こうした患者は統合失調感情障害と分類されており，これが統合失調症と躁うつ病の間の根本的な診断的混乱を来している。この混乱は双極性障害患者の約 1/4 に影響を及ぼしている可能性がある（Vieta et al., 1994）。

軽躁病相

　軽躁病相の特徴は，高揚，誇大的または易刺激的な気分，その他の躁症状がある期間持続することだが，著しい社会的また職業的機能の低下や入院の必要には至らない。通常，どの症状も躁病より軽度であり，精神病性の特徴は存在しない。軽躁は，気付くのが難しく（病相を振り返ってみても，なお難しい），このため，双極Ⅱ型障害を単極性の気分障害やパーソナリティ障害と取り違えるといった誤診が起こる。教養が高い人物の場合，軽躁と病的でない意気盛んな感情との境界線をはっきりさせるのは難しい。社会的にポジティブなある種の行動パターン（非常な愛想のよさ，良好な組織的手腕，揺るぎない意思決定や精力）が，気分変動と結びついていることもある。一見，有用性が高くみえる行動が，実は軽躁であることが，「過去の埋め合わせをしている」という患者自身の表現で察知されることもある。こういった表現は，次の抑うつエピソードの強力な予測因子である。

　心理的には，うつ病における認知（Beck, 1976）や，最近では双極性障害における自尊心（Winters & Neale, 1985），理由づけのスタイル，対処技能（Lam & Wong, 1997），意思決定プロセス（Murphy et al., 2001）などといった認知的特徴の影響について，認知行動モデルが有用であるとされている。認知モデルは，実証的検証が容易

であり，双極性障害の医学モデルによく当てはめることができる。ここでは，双極性障害患者の認知面での脆弱性が，単極性うつ病患者の脆弱性と，質的にも量的にも類似していることを見出した興味深い研究に，特に言及しておきたい(Scott et al., 2000b)。

躁病の認知モデル(Colom et al., 2002)では，器質的な基礎があると仮定されており，うつ病でみられるような歪んだ思考の存在については，単なる記述を越えたアプローチが取られている。ただし，躁病の場合には自分，世界と将来についての過度に楽観的な見方といった「ポジティブ」な認知の三兆候が特徴的で，躁病の自動思考は，現実と一致しないポジティブな認識と解釈である。うつ病の場合と同様に，これらは頑固で柔軟性がない非現実的な思考(Colom et al., 2002)である。これらの仮説を進めて考えると，認知的兆候は，軽躁の引き金もしくは増悪因子と考えられ，次の3つの側面を修正するための働きかけが鍵となる。つまり，①行動の構築——刺激の制限，決断の延期，睡眠の確保，②認知の分析，③双極性障害患者で不良になりがちな治療アドヒアランスの改善，である。力動的および心因モデルに比べてこのアプローチが優れている点は，話を心理学的モデルだけに還元せず，そのために医学/生物学的アプローチへの適合や併用が可能なことである。すでに，ある行動的な介入が，生物学的変化をもたらすことが示されている。たとえば，睡眠遮断は軽躁を引き起こしうることが示されており(Wehr et al., 1982)，エピソードの紹介という形に留まるが，この現象は認知療法の説明でも用いられている(Kingdon et al., 1986)。

軽躁病相，うつ病相において認知が変化することは明白であり，診断基準の一部となっている。ただし，自分自身の能力についての虚無的で諦観した考え方と過小評価が，うつ病相の原因ではなく症状として理解されるべきなのと同じように，ポジティブな考えは軽躁病相の原因ではなく症状と考えるべきである。軽躁エピソードに入ると情報処理にも変化が起き，これには病因論的な重要性がある。認知の変化が行動の変化を引き起こし，それがエピソードをさらに悪化させる。すると，軽躁に至る悪循環が発生し，症状の重症化を「助長する」重要な役割を果たすと考えられる。そのため，認知の変化を探知し，悪循環があまり強くならないうちに早期介入することには，大きな治療的価値がある。物質誘発性または身体疾患に起因する感情的に高揚した状態は，軽躁エピソード(Vieta & Cirera, 1997)の間に起こる認知の変化を解釈するのに，格好の，または少なくとも悪くないモデルであろう。たとえば，精神刺激薬の効果は，軽躁患者で観察される現象に類似している——ただし，高揚が持続する期間が短いため，認知の変化が固定したり進行したりすることはない。

認知の変化は，それぞれが独立に存在しているわけではなく，全体として複雑に絡み合っているので，ある変化だけを取り出して説明することは容易ではない。変化の一部は量的(症状のない期間にもあった特徴の強化)であり，別なものは質的(『新たな』思考パターン)である。軽躁病相の認知スタイルを質的に説明すると，「逆破局的思考」

と呼ぶことができる——これは，抑うつ病相における破局的思考と正反対のものである。この情報処理の特徴は，自我の過大評価，現実のポジティブな解釈，および根拠のない，度を越して，吟味を欠いた楽観主義である。

　軽躁病相での押しつけがましい行動は，上述の認知変化に強く関係し，患者の状態を悪化させる機転となる。Beck ら(1979)が，「抑うつ原性(depressogenic)」認知は，それ自身直接，そして行動への影響を介して，抑うつ症状を悪化させると述べたように，我々は Beck モデルに基づいて，「高揚原性(elatogenic)」仮説を提唱したい(高揚は，ギリシア語の elata に由来しており，「メランコリー」の起源である melana とは対極的な高揚した気質を表すと Kahlbaum が述べている)。こうした概念は，精神生物学的なプロセスの一部である気分高揚を示しており，この気分高揚が，一連の逆破局的認知，あるいは逆破局的行動を生み出す認知を引き起こす。

　単なる偶然性を超えた，情動，認知，行動の間の因果関係を確かめるには，ある程度，理論に基づいた推測に頼らなければならない。一方，感情と認知の間にフィードバック・プロセスが存在することは確からしく，このプロセスは，最終的に行動に影響を及ぼし，たとえば，睡眠遮断といった生理的影響を引き起こす。症状の重症度に応じて，このサイクルが始動し，雪だるま効果によって増大し，ときには雪崩にまで発展する。わかりやすい例は，躁病患者における疲労感の欠如である。刺激と活動が多くなるほど，患者は物事に没頭し，睡眠時間が減り，さらに症状が悪化する悪循環を引き起こす。

抑うつ病相

　双極性障害の抑うつ病相の特徴は，内因性の単極性うつ病や反応性または状況因性のうつ状態と異なっている。文献上言われている，単極性うつ病と比較した場合の躁うつ病の抑うつ病相の特徴は，悲哀感よりアパシー，不安よりは精神運動抑制，不眠よりは過眠が優勢であること，食思不振と体重減少が少なく，重症例では情動不安定性と精神病症状の出現率が高いことである。疫学的には，双極性うつ病患者では，発症年齢が若く，産後エピソードの発症率が高く，躁病と自殺既遂の家族歴が多く，リチウムに対する反応性が良好である(Dunner, 1980)。若年患者においては緊張病性昏迷，老年者においては，仮性認知症の頻度が高い。

混合病相

　混合状態では，気分，認知，行動の変動に基づいて，躁症状と抑うつ症状がさまざまな組み合わせで同時に出現する。最も頻度が高いのは，抑うつ躁病(depressive mania)と呼ばれるもので，過活動と精神運動性の不安，不眠，心的促進，病的多弁と，抑うつ的思考，啼泣および情動不安定，罪業妄想が同時にみられる病像で，症状はさまざまな組み合わせをとる。DSM–IV の診断基準では，混合状態における躁状態は

重篤であることを求められており、したがって、混合状態の出現は、双極Ⅰ型障害の診断をみたす症例に限られてしまうことになる。しかし、程度が軽い混合性エピソードまたは混合性軽躁病があり得る可能性については、議論の余地がある。混合状態は診断と治療が難しく、通常高い自殺リスクを伴う。

縦断的診断：分類

双極Ⅰ型障害

双極Ⅰ型障害はこの障害の古典的なタイプであり、基本的な特徴は躁症状の存在で、躁の後に大うつ病が続くパターンが最も頻度が高い。精神病症状は、躁病相でも抑うつ病相でも現れるが、みられない場合もある。統合失調症との鑑別診断が問題となるが、これは、精神病症状を Kurt Schneider の一級症状と過剰評価してしまうこと、および過去の経過にきちんと注意を払わないことによって起きる。

双極Ⅱ型障害

双極Ⅱ型障害は、自然発生的な軽躁と大うつ病エピソードの組み合わせから成る。学会は、抗うつ薬治療に関連した軽躁を有するうつ病患者を双極Ⅱ型と分類する立場と、これを物質誘発性の軽躁エピソード（DSM-Ⅳで他の気分障害に該当する）を伴う単極性うつ病として分類する立場に二分されている。双極Ⅱ型障害は、双極Ⅰ型障害や単極性障害とは、遺伝学的、生物学的にも、臨床および転帰でも、薬理学反応においても、別個のカテゴリーである（Menchón et al., 1993）。Ayuso と Ramos（1982）は、先駆的に双極Ⅱ型は臨床的に良性とされているが、進行するにつれてエピソード数が増え良性でなくなることを示し、この知見は後の研究によって支持された。双極Ⅱ型障害の診断はある程度安定しているが、患者の5〜15％に躁病エピソードが出現し、双極Ⅰ型の診断に移行する（Coryell et al., 1995）。多くの双極Ⅱ型患者は、抑うつのときだけ受診するため、単極性うつ病と診断され、治療されている。双極Ⅱ型障害は、コモビディティ（併存症）が多く、自殺リスクが高いと考えられるので、すべてのうつ病患者に、（可能なら家族からの情報も含めて）軽躁の既往がないか確認するべきである。

気分循環症

気分循環症は双極性障害の軽症の亜型と考えられるが、しばしばⅡ型に、またはさらに頻繁にⅠ型に進展する。Akiskal は、Kraepelin に賛同し、気分循環症は双極性障害の気質の基礎であるとしている。慢性経過と頻繁なエピソードが特徴であり、DSM-Ⅳではエピソードのない期間を2か月間としている。エピソードは軽症だが、頻度が高く、随伴する行動上の変化によって患者は心理社会的な不利を負う。気分循

環症患者の多くは，境界性パーソナリティ障害と診断されており，併存症として成人期の注意欠陥・多動性障害を有することもある。三環系抗うつ薬やモノアミン酸化酵素(MAO)阻害薬といった抗うつ薬治療に抵抗性なのが特徴で，気分安定薬によりよく反応する。

他の双極性障害

うつ病と抗うつ薬治療下でのみ軽躁がみられる双極性障害のうち，家族歴を伴うものについて，一部の研究者は双極III型障害(Akiskal et al., 2000)といった新たな亜型分類を提唱している。同氏は，うつ病エピソードを呈する発揚気質の患者は，精神生物学的な特徴が単極性うつ病や混合性と考えられる不安うつ病(anxious depression)ではなく，双極スペクトラムに近いとしている。別の極として，統合失調感情障害と循環病様精神病もスペクトラムの一部となる可能性がある。前者については既存の2つの診断分類で(診断的)位置づけが認められている。

訳者からのワンポイント・アドバイス①

診断を思い浮かべるコツ，活動記録表，周囲の人からの情報

監訳者として，いくつかの問題について書かせていただこうと思います。

1. 診断を思い浮かべるコツ

軽躁状態の診断が難しいということは，よく指摘されます。これは，患者さんが「うつ」については話すけれども，少し気分が高揚した状態，活動性が高まった状態，攻撃的になっている状態については，話してくれないからです。つまり，話の内容にバイアスがあるので，患者さんの話の内容だけでは，正しい診断が下せないのです。

私は次のような場合に，軽躁状態や混合状態の可能性があるのではないかと思い浮かべることにしています。

①おしゃれな患者さん

「すごくうつで，何もできません」と言う患者さんが，眉毛をきれいに描いていたり，つけ爪を非常に丁寧に手入れしていたり，服装やアクセサリーなど趣味のよいおしゃれなものをうまく組み合わせていることがあります。こういう方は，かなり集中力があるようですし，「美しい取り合わせ」を考える高度思考もできているようです。とすると，うつの症状の他に，それとは異なった症状がある可能性があります。

②医師をさえぎる患者さん

私たち医師は，質問しながら，患者さんの話を聞いていきます。うつの方だと，こちらが質問しても，言葉につまったりして，うまく話せないこともあります。ところが，「うつだ」と訴えて来ている方の中に，こちらが質問しようとすると「ちょっと待ってくだ

さい。一方的に質問されては困ります。まず，私の話を全部聞いてください」というように，医師の質問をさえぎる方がいます。こういう方には，「考えがなかなか進まない（思考遅滞）」という症状はないようですし，こちらを少し非難，攻撃する気持ちもあるようです。やはり，うつの症状の他に，それとは異なった症状がある可能性が考えられます。

③経過中のできごと

　病気の経過の話を聞いていて，「不当な扱いをされたので抗議した」という話が，何回か出てくることがあります。こういったできごとがあったときには，非難，攻撃する気持ちが強まっていた可能性がありますし，自分の主張を相手に伝えているわけですから，「考えがなかなか進まない（思考遅滞）」「理由もないのに自分を責めてしまう（自責）」という症状はなかったようです。うつの症状の他に，それとは異なった症状がある可能性が考えられます。

④家族歴

家族の職業を聞くと，公務員，教師，事務職など，「決められたことをきちんとやる」ような職業が多い場合と，企業家，芸能人など，「創造性が必要で，失敗するリスクもあるけれども，成功したときの報酬は大きい」職業が多い場合があります。「創造性が必要で，失敗するリスクもあるけれども，成功したときの報酬は大きい」といった職業を選ぶ人は，双極性障害の素質があると言われています（言い換えれば，双極性障害の方は，症状さえコントロールすれば，こういう仕事ができるわけです）。家族は，遺伝的な傾向をある程度共有していますので，家族にこういう人が多い場合は，本人にも双極性障害の傾向が遺伝されている可能性があります。

2. 活動記録表

　上記のように，診断を思い浮かべたとしても，それだけで診断を決めることはできません。そこで，患者さんの状態を確認するために，「活動記録表」をお渡しします。活動記録表のひな形は，本書の p.166 に載せてあります。

　活動記録表は，各日の左欄に時間ごとにどんな活動をしたか，右欄にそのときどんな状態であったかを記録してもらいます。状態は，たとえば「だるい」「気分が落ち込んだ」「すっきりしていた」「元気だった」などと記載してもらいます。

　活動記録表を書いてもらうと，単極性うつ病の方は，ずっとうつの状態が続いています。双極性障害の傾向がある人は，日によって，または時間によって，状態の差がみられます。患者さんによっては，飲酒，スロットマシーン，ゲーム，インターネットなど，気晴らしをしていることもあります。こういった記録をみせてもらいながら状態を確認すると，軽躁状態や混合状態を見逃しにくくなります。

　双極性障害の方に限らず，患者さんの状態に「波」「変化」がある場合には，活動記録表が有効であると思います。たとえば2週間に1回診察しているとして，「前回からの様子はいかがでしたか」と医師が質問すると，「波」「変化」がある患者さんは，印象に残っている「特に具合が悪かったとき」「よかったとき」という，「ある時点の状態」について答えるのが普通です。ところが，治療方針を検討するときに重要なのは，「体調全体

の流れ」です。1時間だけ具合が悪かったとしても、残りの2週間はよかったのであれば、特に処方の変更は必要ないでしょう。一方、「先週は元気に外出できました」と言っても、他の日は横になっていたり、身体症状や不眠があるのであれば、状態がよいとは言えません。自分の状態に波や変化があるとき、2週間の流れ全体を、短い時間で手際よく答えられる患者さんは、ほとんどいません。ですから、こういう場合は、活動記録表で2週間の体調の動き全体を把握してから、「具合が悪かったとき」「よかったとき」について、焦点をあてて質問すれば、経過をよく理解できるのです。

3. 周囲の人からの情報

軽躁状態や混合状態は、本人があまり自覚していない場合でも、周囲の人は普通、気が付いています。気が付いているというより、本人の状態に「困った」という感じで影響を受けています。ですから、家族や上司など周囲の人に来てもらえる場合は、本人の状態について情報を収集し、さらに、本人の症状でどんな影響が出ているかを確認し、本人に気を付けてもらいたい点があれば、アドバイスします。うつは本人が苦しい状態ですが、軽躁状態や混合状態は、本人ではなく周囲の人に影響がでる症状です。本人は、普通、周囲の人への影響にあまり気がついていないので、放っておくと関係が悪くなってしまいます。こういう事態を防ぐためにも、可能であれば、周囲の人と一緒に話し合うことが望ましいと思います。

(秋山　剛)

双極性障害に対する心理的支援

　双極性障害の治療における心理的支援への期待は、精神病症状を呈する双極Ⅰ型障害自体と同じような経過をたどってきた。双極性障害の治療において心理療法が根本的な役割を果たし、言葉によって、あるいは言葉を発しないことによって障害を「治癒」できるという精神分析の誇大的な多幸期の後、1970年代半ばから1980年代には、精神生物学や薬理学上の発見によって、心理療法は深刻な抑うつ期に入った。この時期には、悲観主義と同時に、根拠のない思索ばかりが広がり、サンプル数が少なく対照群を置かないオープン試験がいくつか公表されたに過ぎない。1990年代には、以下の2つの要因により、双極性障害の心理療法に対する期待が復活した。

1. 双極性障害に有効な新薬が発売され、臨床研究と治療に対する新たな関心を刺激した
2. 統合失調症などの他の障害に対し、心理的支援が薬とともに用いられたとき効果的であると証明された

この結果，世界各地でいくつかの研究チームが，双極性障害への心理療法の適用に再び注目するようになった。1990年代半ばには論文や手引書が出始め，1999年には治療の有効性に関する綿密な無作為化臨床試験が開始された。

これまでに双極性障害のために提案された心理的支援は多岐にわたるが，多くは適切な方法論を欠き，対照群がない，効果をブラインドで確かめていない，症例記述だけに基づくなど，一般化が困難なものであった(Swartz & Frank, 2001)。また，臨床症状や経過に基づく下位分類ごとの分析がないため，結果の解釈が困難である。

精神分析

精神分析と双極性障害患者の関係は，円滑なものではない—少なくとも，初期の精神分析関連の著作では。Abraham (1911) は，双極性障害患者の特徴を「せっかちで，嫉妬深く，自らの利益のために巧みに人を利用する……」と述べた。1949年には，FrommReichmann が，双極性障害患者は治療者の弱点を見つけることに「信じられないほど長けている」と書いている。他の著者は，双極性障害患者が精神分析家に「強い逆転移」をもたらすと考えた(Rosenfeld, 1963)。これは，双極性障害の症状をコントロールできるという錯覚を精神分析が有していたこと，精神分析のみによる治療を受けた患者は，いったん症状が改善した場合でも，適切な薬物治療を受けていなければ，症状が再発したであろうこと，精神分析による躁の説明が現実に合致していないことを考えれば，容易に理解できる。「逆転移」は，「フラストレーション」と言い換えることができるだろう。

集団療法

双極性障害の患者は，集団療法のメンバーに適さず，「集団療法で起こり得る最悪の災難の１つ」(Yalom, 1995)とされてきた。しかし，全米うつ病および躁うつ病学会などの取り組みにより，過去15年の間に，心理教育のアプローチに基づいた，服薬順守，障害に関する教育，スティグマの改善，双極性障害に関わる問題の解決を目的とする双極性障害患者のグループが，数多く作られるようになった。

リチウムによる治療の補足手段として，集団療法により治療へのアドヒアランスと here & now に焦点をあてた対人関係への働きかけを行った Shakir らによる研究(1979)は注目に値する。2年間の予後調査の結果，集団療法を受けた患者の症状には大きな改善がみられ，その後の追跡調査(Volkmar et al., 1981)によって，リチウムと集団療法の治療を受けた患者の入院率が低下したことが明らかにされた。リチウム治療の服薬順守も向上し，これは，直接的なグループの効果と，厳重なモニタリングが行われたことによるものと考えられた。

その後，より指示的な集団療法モデルが確立された。たとえばKripkeとRobinson(1985)は，問題解決技法に基づいた集団療法を行い，服薬順守を確実にするためリチウムの血中濃度をチェックし，再発率や社会適応が改善された。

　1986年に，Foelkerらは，伝統的な治療アプローチと心理教育，リチウム濃度のモニタリングおよびケースマネジメントを組み合わせて，初めて高齢の双極性障害患者に対する心理療法プログラムを行った。興味深いのは，社会適応への影響に対応するために対人関係を集団療法に取り入れたことである(Wulsin et al., 1988)。他の著者(Pollack, 1995)は，集団療法は急性期であっても入院中に開始するべきだと主張している。集団はストレスの多い期間のショックを和らげる安全でコントロールされた環境を提供する(Spitz, 1988)。また集団療法を通して，疾病の否認に働きかけることもできる(Graves, 1993)。現時点ではまだデータとして検証されていないが，患者が障害を適切に管理し，社会適応や対人関係を改善し，2つの療法それぞれの利点を最大限に享受できるならば，集団療法と心理教育アプローチの組み合せが最良の治療であると考えられる。最良の結果をもたらすためには，服薬順守を集団療法の基本的目標の1つとするべきである(Paykel, 1995)。BauerとMcBride(1996)による双極性患者のためのライフ・ゴール・プログラムは，構造化された集団精神療法であり，このプログラムによって救急サービスの利用に伴う経費を減少できることを実証した(Bauer, 1997)。このプログラムには，①心理教育，②重要な目標を達成するために現実的なステップ，の2つの段階がある。グループによる支援の効果は，認知の観点からも研究されているが(Patelis-Siotis et al., 2001)，まだ結論は得られていない。

対人関係療法

　Gerald Klermanのチームによって開発された対人関係療法(Klerman et al., 1984)は，薬物治療と同じくらい簡便かつ確実に，効果を評価することができる。対人関係療法は，心理社会的および対人関係上の問題を取り扱う，認知，行動，精神分析のコンセプトを取り入れた期間限定型の治療であり，元々，Sullivanの力動的対人関係療法を適用したものである。症状がある時期に人格の再構築を求めることはなく，感情の状態の再認識や明確化，対人コミュニケーションの改善，認識の客観化および対人関係の適切な処理に重点がおかれる(Klerman, 1988)。元々は，うつ病のトリガー(病相の引き金になる要因)を特定するために開発されたが，他の障害にも適用が広げられた。その後，回復した患者の再発を防止するために，ピッツバーグ・グループ(Frank et al., 1990)が対人関係維持療法を開発し，後に，対人関係社会リズム療法と名付けられた。この療法のうつ病治療における有効性はすでに明らかにされている(Frank et al., 1991)が，双極性障害への有用性はいまだ確認されていない。ピッツバーグ・グループは，プログラムにさまざまな変更を加えながら，効果の実証に取り組んでい

る(Ehlers et al., 1988 ; Frank et al., 1994)。Frank らによる古典的な研究(1990)は，反復性単極うつ病患者の治療において，心理学支援がプラセボよりも有効であることを証明した最初の研究である。一方，対人関係療法と薬物治療を併用した治療は，薬物単独の治療とに差がみられなかったという報告もある(Kupfer et al., 1992)。

双極性障害患者に適用される対人関係療法の最近の進展(Frank et al., 1994, 2000)は，時間生物学と対人関係アプローチを統合し，対人関係技法と認知・行動的技法を組み合わせたモデルであり，これは急性期と再発防止期の両方で有用である。情動の喚起，人間関係やコミュニケーションの分析といった古典的な対人関係技法が，疾病を受容する際の悲嘆反応の解消に用いられ，対人関係上の欠点の改善，役割変化への対処のために対人ディスカッションが行われる。行動技法(たとえば，日記をつける，目標を定める，徐々に仕事に取り組む，認識を再構築するなど)を通して，ライフスタイルを規則正しくし，社会的リズムを確立する。睡眠不足をはじめとする時間生物学的要因が重視されるのは，再発に対するこれらの要因の影響について，多くの研究結果が発表されているからである(Wehr et al., 1987)。

また，対人関係心理療法と行動技法の基本原則を組み合わせ，日課を規則正しくし，対人関係の問題を改善し，投薬順守できるように支援する社会リズム療法も，双極性障害治療に有効である(Frank et al., 2000)。

認知行動療法

認知行動タイプの支援の単極性うつ病治療における有効性は，繰り返し証明されており，疑問の余地がない。この療法は，他の療法との併用，あるいは単独，ときには予防として用いられる(Fava et al., 1998 ; Jarrett et al., 2001)。否定的な結果(Perlis et al., 2002)もあるが，急性期(Keller et al., 2000 ; Ward et al., 2000)，うつ病の残遺症状(Fava et al., 1996 ; Scott et al., 2000a)，非定型うつ病(Jarrett et al., 1999)，反復性うつ病(Blackburn & Moore, 1997)などの治療で，認知療法単独による治療のほうが，薬物療法より効果が優れていたと報告されている。一部の研究者は，認知療法が治療の選択肢として試みられるまでは，「難治性うつ病」という表現を用いるべきでないと主張しているほどである(Fava et al., 1997)。

単極性うつ病に対する有効性を，そのまま双極性うつ病に適用することはできない。というのは，双極性うつ病は単極性うつ病とは若干異なるからである(Mitchell & Malhi, 2005)。いくつかの研究によれば，双極性うつ病は，主症状として疲労，睡眠過剰，無気力を伴いつつ，単極性に比し一般に制止は目立たず，行動関連の症状が認知関連の症状より顕著に現れる。認知行動療法(cognitive-behavioral therapy ; CBT)の専門家は，しばしばこの要因に気付かずに，古典的なベック・モデルをそのまま双極性うつ病に適用したが(Leahy & Beck, 1988)，有意な治療効果を得られなかった。

認知療法の基盤は，「気分変動が生じる原因はネガティブな思考パターンであり，この思考パターンを行動活性化と認知の再構成によって改善できる」というものである。CBTのこの古典的なフレーミングが，なぜ双極性障害に適合しにくいかというと，双極性障害の患者において，認知が感情の変化をもたらしているかどうか，多くの場合，確かでないからである。そもそも，双極性うつ病では，一部の患者に不安定な期間の後の絶望感がみられるが，双極性うつ病に特有の認知の変化がみられるとは言えないようである。認知の変化がある場合でも，それはうつの原因ではなく，むしろうつの結果であることもある。うつ状態にある多くの双極性障害患者は，単極性うつ病によくみられる認知障害を有しているのではなく，虚無感を抱いている。うつ状態にある双極性障害患者の現実のニーズに対応するためには，双極性うつ病の心理療法は認知よりも行動に焦点を当てるほうがよい。

　双極性障害への認知的支援の可能性について，優れた研究がなされており（Palmer & Williams, 1995 ; Patelis-Siotis et al., 2001），再発予防（Lam et al., 2003），治療順守性向上（Cochran, 1984）における認知的支援の有効性が報告されている。しかし，双極性うつ病の治療におけるこの種の支援については，よく体系化されたマニュアルがあるが（Lam et al., 1999），有効性の確認には至っていない。あるオープン研究においてFavaら（2001）は，症状の防止におけるCBTの有効性を示したが，この研究はサンプル数が小さく（$N = 15$），対照群が設けられていなかった。かなり大きなサンプル（103人の患者）を用いたDominic Lam（2003）の研究は，うつおよび躁の症状出現の防止，うつ状態の短縮およびうつ症状の軽減において，認知療法が有効であることを示した（Lam et al., 2003）。病相後の落胆（躁状態で自分がしてしまったことや，うつ状態のときにやらなかったことに対して罪悪感を抱くこと）の軽減に対しても同様であった（Jacobs, 1982）。しかし，これまで行われた最も大規模なCBTの研究では正反対の結果となっており，CBTは経過が長い双極性障害患者では逆に症状を悪化させる可能性があるという報告もある（Scott et al., 2006）。重複障害（双極性障害と薬物乱用/依存の併発）に対するCBTと薬物治療を組み合わせた6か月間の支援と3か月のフォローアップからなる研究において，薬物依存の改善，躁の再発の減少については，グループによる認知行動的アプローチが有用であったという報告がある（Weiss et al., 2000）。一方，うつの再発については減少がみられなかったとされている。

　Beckのグループ（Leahy & Beck, 1988）は，軽躁病を伴ううつ病（双極II型）を治療するために，古典的な認知手法（たとえば，情報処理における認識の歪みの分析や特定の行動結果の分析）を用いている。BascoとRushの研究（1996）は，リチウムの服薬順守を改善し，情報処理の偏りへの認識を援助し，症状再発を防止するため，CBTと心理教育の要素を組み合わせたが，この試みの効果はまだ適切に検証されていない。これらの研究者の一部は，古典的な認知行動技法（たとえば，症状の記述，問題解決，直面化技法など）を用いており，心理教育と共通する部分も多く，行動に

焦点を当てた心理教育の一型と捉えることもできる。

双極性障害患者の家族への支援

　双極性障害は，患者だけでなく患者と同居する人々にも影響を及ぼし，同居者は介護の役割を引き受けるだけでなく，障害のもたらす結果に苦しむ。Dore と Romans（2001）は，仕事，家計，法律的側面，交際，婚姻，子弟の養育，社会的関係，余暇活動などにおいて，双極性障害患者との同居が，介護者に影響を与えることを指摘した。双極性障害患者の家族の負担が重いことは，多くの研究によって明らかにされており（Chakrabarti et al., 1992; Perlick et al., 1999），Perlick ら（2001）が介護者の負担の程度によって患者の臨床結果を予測できると報告していることとあわせて，上記の研究結果の重要性は明らかである。

　患者の障害と家族の機能は，相互に関連し合っている。家族は，双極性障害の経過における環境ストレスの影響，家族が経験する負担，双極性障害への対応に関する情報を求めているため，家族に焦点を当てた心理教育が導入された（Reinares et al., 2002a）。多くの研究によって，薬物治療と組み合わされた家族支援が，双極性障害患者の症状改善に有効であることが示唆されている。心理教育タイプの家族支援によって，家族は障害についての理解を深め，態度・行動に変化が生まれ，より適切に障害に対応することができる（Reinares et al., 2002b）。

　家族支援によって再発（Miklowitz & Goldstein, 1990 ; Miklowitz et al., 2000）または入院（Davenport, et al., 1977）が減少するという報告がいくつかあり，特に Miklowitz らの研究（2000）は方法論が厳密である。急性期の後，双極性障害患者は，無作為に心理教育，コミュニケーション技術の訓練，問題解決トレーニングからなる家族支援に割り当てられるか（$N = 31$），あるいは2つの教育セッションからなる古典的な治療に割り当てられた（$N = 70$）。その結果，家族支援は再発を減少し，うつ症状を改善するが，躁症状は改善しないことが示唆された。特に感情表現が過多な家族において顕著な変化がみられた。

　同グループによるその後の研究（Miklowitz et al., 2003）によって，家族の心理教育は，再入院までの間隔を延ばし，治療順守を改善することが示された。我々のチームによっても，障害が家族に及ぼす影響を減らすうえで，家族の心理教育が有効であることが示されている（Reinares et al., 2004）。

PART 2

心理教育の概念と方法

心理療法と双極性障害：なぜ心理教育なのか？

　治療は，心理療法であれ薬物療法であれ，疾患の治癒を最終目標とすべきであり，そうでなければ，少なくとも症状の改善を目標とするべきである。それゆえ，QOL（生活の質）のような二次的側面の改善や，患者の主観的評価のような曖昧な結果しかもたらさない類の治療法は，批判的に吟味されなければならない（実際，後者の例は心理療法ではよくある）。サンプルサイズが大きく，前向きのデザインで，十分なコントロール群があり，ランダム化されたサンプル抽出を行い，中期から長期の患者追跡の結果をブラインドで評価するといった，妥当な方法で行われる心理療法の研究は極めて限られており，多くの心理療法は実用性を証明されていないとも言える。望ましい方法論を一部取り入れている研究例もあるが，残念なことに，これらの研究も，有効性の評価方法が曖昧で，治療者の主たる関心である症状の改善，入院の減少などについて証明できていない。これは，双極性障害において，二次的側面の改善が重要でないということではない。しかし，二次的側面の改善は，症状改善より重要性が一段低く，治癒からは二段低い（精神障害の90％以上にとっては，完全な治癒は夢物語ではあるが）。本書で概説する数多くの研究のおかげで，心理教育が双極性障害の患者の経過を改善させるのに有用であることが立証されつつある。今や，双極性エピソードや入院の回数を減らすという主効果だけではなく，心理教育がもたらす他の改善点について検証するという第2の段階へ進むことができる。

　双極性障害患者への心理教育は，予防的に明らかなメリットをもたらすが，それ以外にも数多くの治療上の利点がある。まず，長期間の心理教育プログラムを行うことで，ケアの質が向上したと患者が感じ，治療同盟や服薬アドヒアランスが改善し，自滅的思考や（躁病エピソードの初期に現れがちな）神経過敏性や自己関係づけが出現したときに，助けを求めるようになる。通院回数が増え，精神科医以外の職種も治療に加わることから，患者は自分自身を，治療に能動的な役割をもつチームの一員であると感じるようになる。治療プロセスに心理士が加わり，病院全体が心理教育のフォローアップに関わり，精神科のレジデントが心理教育プログラムのセッションを受けもつことは，患者と精神科医の治療関係を悪化させるどころか，むしろチームが全体として治療のために機能しているという考えを患者に抱かせ，自分がよい治療を受けていないのではないかという不安を抑え，焦燥や猜疑心による治療の混乱を予防する。

　我々の病院で治療を受けていたある患者は，精神病症状を示唆する言動を主治医に話すことを極端にためらっていた。これは，せん妄症状を伴った最初の躁病エピソード時に，主治医が強制入院させたからである。このため，患者は「症状について話したから入院させられた」と信じ込み，話せば症状と解釈されそうなことは主治医に話さないようになり，治療に支障が生じていた。しかし，心理教育プログラムで，患者

は躁病の警告症状を早期に認識することの重要性を学んだ。彼の場合，"猜疑心"が躁病症状の警告サインだと言う。フォローアップ期間中に，疑念や不信感について担当の心理士と話し，これらがどの程度病的なものであるのか，主治医に話すべきことかどうかなどを心理士と相談して決めるようになった。このようにして患者は，躁病エピソードを早期発見するコツをつかみ，猜疑心が頭に浮かんだ際に，それを主治医に話すのを不安がるようなことは次第になくなっていった。

　心理教育を行うことで，治療者のインスピレーションやカリスマ性といった曖昧で"自己流"の精神医療や心理療法の古い概念（パラダイム）を排除できる。こういった古い概念は，科学的厳密さからかけ離れている。また心理教育によって，協力，情報，信頼に基づく適切な治療同盟を築くことができるので，「自分の力で救ってやろう」とする医師と「ひたすら受身的な患者」という望ましくない治療モデルを避けることができる。

　病気に対して無知であることは，日和見感染に罹ったかのように，精神障害の経過を悪化させる。なぜならば，精神障害の症状から引き起こされる不安に，他人から理解されていないという不安が加わり，さらに，自分に起きていることやこれから起きるかもしれないことを理解していないという不安が加わるからである。自分の病気を理解していない患者は，自分の人生を理解していないので，将来の計画を立てることができない。ある患者の言葉を借りれば，「この改善困難な感情の気まぐれさを前にしては，わたしは完全に無力だ」ということになる。心理教育はこのような病気に対する無知，少なくとも自らに起きていることに対する無知を解決してくれる。これは，心理的な健康状態やQOLをよくするために極めて重要である。心理教育を受けた患者は罪悪感から解放され，その代わりに責任感を抱くようになる。これは，患者が治療の必要性を受け入れる最初のステップである。患者は心理教育プログラムを終えると，「今では少なくとも原因が理解できます」「私に起きていることや，これから起こりうることを理解しています。以前と違って不安になることはありません——むしろ不安の逆です」などと言うようになる。心理教育を行っていると，興味深い現象が起きる。心理教育のセッションが進み，患者が病気を理解するに連れて，「自分たちは理解されている」という感覚が芽生えるのである。

　医療従事者は，治療に関する以外の情報は患者に提供しない傾向が過度に強い。そのため，「医療従事者は患者に起きていることを，本当は理解していないのではないか」という感覚を患者が抱いてしまう。たとえば，医療従事者が患者を理解していればこそ，ある薬を処方して別の薬を処方しないのだが，患者はそういったことを大抵は知らない。心理教育プログラムに参加した患者は，双極性障害についての説明を聞くことで，「不名誉や孤立，自分は変わりものであるという思いとともに患者が生きていることを，主治医は理解している」という感覚をもつようになる。心理教育を受けた患者は「医療従事者が自分たちを理解している」ことを理解し，これが良好な治療関係

の構築に繋がる。言い換えれば，心理教育は，患者および人類に共通の基本的人権，すなわち「知る権利」を確保してくれる。

本書で紹介している比較的長い心理教育プログラムの別の利点は，少なくとも6か月間患者は包括的な治療を受けるので，確実に気分の安定性が向上することである。双極性障害の場合，直前の過程が次の過程の最もよい予後指標となる。患者に少なくとも6か月間の気分の安定を保証することは，彼らを治療の軌道に乗せる効果（トラッキング効果）があり，その後の経過が改善する。患者が，治療グループで得られる情報や，治療者や他の参加者との相互作用から，十分な効果を得られない場合もある。この場合でも，少なくとも6か月間は治療アドヒアランスを保証し，生活習慣を改善させ，有害物質の摂取を自制させることで，治療期間中に受けたレッスンを継続できなくても，いったん改善した状態の効果のおかげで，次の6か月間の気分が安定する傾向がある。

また，治療グループに入った後すぐに改善を示す患者がみられる理由として，毎週フォローアップを受けることから，ストレスにあっても安心感をもてること，自らの精神状態に注意を払い，規則正しい睡眠を確保することがあげられる。

双極性障害患者に病気についての詳細な情報を与えることは，治療アドヒアランスや判断能力を改善させるテクニック以上の意味をもち，医師−患者関係における本質的な関わりとも言える。医師がこのような活動に割ける時間は，総診察時間，知識を伝える能力（臨床経験が豊富な医師が「教える能力」が高いとは限らない），精神障害の複雑さ，治療に対する患者の態度などによって決まる。身体的な病気を例にとろう。大腸がんにおいては，疾患について患者が努力できることがあまり多くないので，一般的な治療に関する説明以外に，心理社会的な説明を詳細に行うことにあまり意味はないであろう。一方，喘息，糖尿病，高血圧のような疾患を治療する場合では，患者がこれらの疾患について教育を受けることが不可欠である。なぜか？ それは，ダイエット，生活習慣の改善，症状への対処に患者がどう取り組むかが，これらの疾患の予後に大きな影響を与えるからである。心理教育なしの糖尿病治療が馬鹿げているように，我々は心理教育なしの双極性障害の治療は不適切であると考えている。

心理教育の作用機序

治療はすべて，最終的には病気の症状の軽減，予後の改善を目標としなければならない。双極性障害の維持療法の目的は，躁病およびうつ病エピソードの回数の減少，症状の改善，その結果として入院回数を減らすことである。これは心理療法だけではなく，薬物療法についても同じである。薬物療法は症状を治療し，心理療法は問題を改善させるというように区別するのは，不合理である。心理療法というものは病気の

表-1 心理教育実施過程の段階と目標

心理教育プログラム：基本的な過程（第1レベルの目標）
・病気の認識
・警告症状への早期の気付き
・治療アドヒアランス

心理教育プログラム：第2次過程（第2レベルの目標）
・ストレス管理
・物質の使用や依存の回避
・規則正しいライフスタイルの確立
・自殺行為の予防

心理教育プログラム：高いレベルの治療として望まれる目標
・知識の向上，過去および将来起こり得るエピソードが及ぼす心理社会的影響を理解する
・エピソード中の社会的，対人的活動の改善
・残遺症状および障害への対応
・健康増進およびQOLの向上

経過を改善させてこそ有用であると言えよう。

　心理教育の作用機序は，3つのレベルに分けて考えることができる（表-1）。第1のレベルは，基本的な目標からなり，もしこのレベルが達成されなければ，心理教育は機能しない。これには，病気やエピソードについての理解，エピソードへの早期の気付き，服薬アドヒアランスの向上，の3つが含まれる。これら3つは，我々のプログラムと類似した他の治療法でも，一部目標として取り入れられているが，我々のプログラムを有効性が高い確かなアプローチとしているのは，3つすべてを組み合わせているからだと考えている──このために，我々のプログラムが長期になっているとしても，これら3つの基本的な過程が，我々のプログラムのよい成績を説明すると思われる。しかし，不思議なことに，患者自身は，この点を心理教育プログラムの効果としてあまり考えていないようである。

　第2のレベルには，第1のレベルほど基本的ではないが，心理教育プログラムでの達成が望まれる二次的な目標があげられている──ただし，これらの目標のためには，心理教育プログラム以外の手段でも援助が行われる。第3のレベルは，"最高のシナリオ"と考えられ，第1，第2のレベルが達成されれば，得られる可能性がある望ましい目標が設定されている。すべての医療行為の究極の目標は生命の保存であるので，自殺予防は精神医療の基本的な目標である。しかし，我々は自殺予防を第1レベルの目標としていない。その理由は，自殺予防が心理教育の唯一の目標ではないことや，プログラム中〔セッション5の一部(p.62)〕に多くの時間を割けないことからである。しかしながら，自殺予防は心理相談室，精神科診察室，病院のいずれであっても，常に我々のアプローチの目標である。ストレスに対応することおよび規則正しい生活習慣を確立することも，第2レベルの目標である。我々のアプローチでは，不安をコントロールするテクニックをまとめて教えることはしないが，患者の多くが利益を得ら

れそうな特定のテクニックを教えることはある。規則正しい生活習慣の導入は我々のプログラムの作用機序であり，これはピッツバーグ大学のフランク教授らによって開発された「対人関係−社会リズム療法」などでも，主な目標とされている。規則正しい生活習慣の導入は，プログラムの初めから全体を通して行われるが，我々のプログラムでは，あるセッションをこの目的のために割いている〔セッション18(p.141)を参照〕。どのセッションにおいても，治療者の1人が(もしくは患者のこともある)，睡眠時間や規則正しい生活習慣の重要性について言及する。有害物質の摂取を避けることは，ある種の患者にとっては必須である。双極性障害患者のすべてが，物質依存との重複障害なわけではないが，忘れてはならないのは，ここで言っている有害物質とは違法薬物やアルコールだけではなく，カフェインのような"日常生活品"も含んでいることである——これらの物質は，通常，双極性障害患者の予後に悪影響をもたらす。

　我々の治療が患者に効果があるかを明らかにするためには，目標をこのようにレベル分けして考えることが重要である。病気に関する知識を高め，過去のエピソードや将来起こり得るエピソードの心理社会的因果関係を理解したとしても，治療アドヒアランスを高められない患者がいるとすれば，心理教育はうまくいかなかったと言わざるを得ない——第3レベルの目標のみが達成されても，再発や入院の回数を減らすのは困難である。一方，第1，第2レベルの目標が達成されれば，病状経過の改善が保証されるであろう。

　我々の心理教育プログラムの作用機序の中には，性格または気質上の特徴の変化に言及しているものはない。これは，驚くべきことではない。なぜならば，我々の心理教育プログラムは，科学的根拠に基づく医学および生物学−心理学−社会学的疾病モデルからなり，そこには，双極性障害の病状経過に影響する性格や精神内の葛藤——これが意味するものが何であれ——という変数は存在しないからだ。初回面接の際，また最初のグループセッションの際に，患者にこのことをはっきりと説明することが重要である。そのほうが患者に間違った期待や根拠のない不安を抱かせないからである。これらの期待と不安は，精神科医が患者を"集団療法"に導入する際に，よくみられる。というのは，患者はしばしば，感情が劇的に表現されるような力動的なグループ，またはカタルシスを起こす目的で何度も抱擁し合うような人間主義的なグループなどを想像しているからである。我々は，これらの誤った想像を打ち消さなければならない。そうすると，ある種の患者を失うが，残りの患者は平静に治療に参加できるようになる。我々は主治医が患者に対して「自分の病気を理解するための授業を受けましょう」と促すような導入の仕方を望んでいる。その理由は，心理教育は情報の重要性を強調しており，それが実際の心理教育の作用機序であるからである。本書の後半で，精神科医や心理教育を行う者が，どのように治療について説明するべきかという方法を紹介する。

臨床診療と心理教育の統合

　エビデンスに基づいた医学の最大の問題点は，実証された方法と臨床に適した方法との間に距離があることである．実際，多くの臨床試験が，協力的な患者のみが参加し，来院回数が増えるなどのサンプルバイアスが生じるため，研究結果を一般化しにくいと批判されている．しかし，このような批判の正当性を認めるとしても，ランダム化比較対照試験は，ある治療の有効性を証明する唯一の方法である．治療法の臨床的な適用性や有用性を判断するためには，オープンラベルや自然経過観察による研究が役に立つ．しかし，これらの研究方法は厳密さが低いので，定義上，有効性を判定することはできない．これら2つの手法を階層的に用いることが，治療法の臨床的有用性を総合的に評価するための唯一の方法であろう．すなわち，まずランダム化比較対照試験を行い，結果が有効とされた治療について，オープンラベルの集積研究を行うべきである．

　興味深いことに，双極性障害の心理教育に関する研究がたどった過程は，これと全く逆であった．1970年代から1990年代の初めまでは，治療プログラムの適用可能性を評価する目的で，オープンラベルの集積研究が数多く行われたが，方法論的な問題のために，目的は達成されなかった．1990年代終わりから今世紀の初めになって初めて，治療の有効性に関するランダム化比較対照試験の研究結果が発表され(Perry et al., 1999; Colom et al., 2003a, b)，常識と思われていたことを確かめることができるようになった(直観的に明白と思われていることの証明は，決して冗長なことではなく，科学に求められている本質的な使命である)．つまり，患者が自分の病理について知識をもつと病状経過が改善するという，他の精神疾患や一般の疾病にあてはまる原理が確認されたのである．

　たとえば糖尿病の場合，診断がついた患者を，すぐに疾病教育のための心理教育ワークショップに参加させ，どのような食事や生活習慣が勧められるか，どのくらいの頻度で血糖値を測るべきか，どのようにインスリンを自己注射するのかなどについて教えることは，とても重要であり，病気の予後を左右する．同じことが，心血管疾患や喘息についてもあてはまる．双極性障害は，治療的視点，臨床的・疾病概念的な見地からみて複雑な病理であり，診断された患者に対してすぐに，科学的，実践的な方法で，疾患についての知識を教え，疾病管理ができるようにすることは不可能なように思われる．だからこそ，治療アルゴリズムの中で，双極性障害の心理教育を実践することがより一層重要なのである．さらに実際の臨床場面を考えても，心理教育プログラムが不可欠であるのは明らかである．というのは，通常の治療状況では，診察に割ける時間が限られ，患者が必要とする教育を精神科医が行うことは難しいからだ．そして，本来は豊かなはずの医師-患者関係が，時間的制約によって，教育的要素の全

表–2　双極性障害に対するバルセロナ心理教育プログラムのセッション

　　セッション 1. 　導入：紹介と集団のルール

　ユニット 1. 障害への気づき
　　セッション 2. 　双極性障害とは？
　　セッション 3. 　原因と誘因
　　セッション 4. 　症状Ⅰ：躁と軽躁
　　セッション 5. 　症状Ⅱ：うつ病と混合性エピソード
　　セッション 6. 　経過と予後

　ユニット 2. 服薬アドヒアランス
　　セッション 7. 　治療Ⅰ：気分安定薬
　　セッション 8. 　治療Ⅱ：抗躁薬
　　セッション 9. 　治療Ⅲ：抗うつ薬
　　セッション 10.　気分安定薬の血中濃度
　　セッション 11.　妊娠と遺伝カウンセリング
　　セッション 12.　薬物療法と代替療法
　　セッション 13.　治療中断に関連するリスク

　ユニット 3. 精神活性物質乱用の回避
　　セッション 14.　精神活性物質：双極性障害におけるリスク

　ユニット 4. 再発の早期発見
　　セッション 15.　躁病エピソードと軽躁エピソードの早期発見
　　セッション 16.　うつ病エピソードと混合性エピソードの早期発見
　　セッション 17.　新しい病相がみつかったら何をすべきか？

　ユニット 5. 規則正しい生活習慣とストレスマネジメント
　　セッション 18.　生活習慣を規則正しくする
　　セッション 19.　ストレス・コントロール
　　セッション 20.　問題解決の戦略
　　セッション 21.　終結

くない，薬の処方と服用に関する短時間の会話になってしまいがちである．心理教育プログラムは，薬物療法が施行されている状況で，疾病管理に必要な知識を与えるのに有効で費用対効果に優れた，すなわち有用かつ経済的な方法である．別な言い方をすれば，心理教育は，多職種からなる構造化されたプログラムという位置づけを越えて，疾患や薬剤および症状管理について知識を与えることを含めた，医師の患者に対する態度そのものであるべきだとも言える．

　本書で扱うプログラム(**表–2**)は，有効性が証明された長期間の包括的プログラムであり，専門家が訓練を受けて施行するものである．心理教育を行う際，「適切な広さの部屋がない」「訓練された心理士がいない」「グループを構成する多くの患者のスケジュール調整が難しい」など，さまざまな実務的な問題がみられる．これらの問題のために，心理教育プログラムを通常の臨床診療に取り入れるのが困難な場合もある．項目を減らして簡易化した心理教育プログラムを用いるという考え方もあるが，簡易化したプログラムが21セッションからなるプログラムと同様の効果を示すかは，確

表-3 双極性障害に対する心理教育プログラム簡易版のセッション

セッション1. 概念と病因
セッション2. 症状Ⅰ：躁と軽躁
セッション3. 症状Ⅱ：うつと混合エピソード
セッション4. 経過と予後
セッション5. 気分安定薬
セッション6. 抗躁薬と抗うつ薬
セッション7. エピソードに気づくための学習
セッション8. 具合が悪くなったときにどうすべきか？

かめられていない。**表-3**は我々がバルセロナで実験的に用いている簡易版プログラムの例である。6か月間の治療プログラムの有効性は検証されているが簡易版ではまだである。一方，長期間のプログラムを施行することには，多くのメリットがあるし，潜在的なデメリットもある。

デメリットとしてあげられるのは，下記のようなものである。

1. 半ば当然だが，長期間のプログラムでは，より多くの脱落者——プログラム終了前にセッションへの参加を止めてしまう患者——が生じる可能性がある。脱落者は，プログラムから本来得られたであろう利益を得られない。一方，我々の研究では，脱落率は25％程度であるが，この数字自体は，より期間の短い他の心理療法や我々自身が行っている簡易版心理教育プログラムのパイロット研究における脱落率と大きな差はない。
2. 治療が6か月間に及ぶことから，費用がかさむ——この点については，治療による入院回数や再発の減少により費用が節約できるので，反論ができる。簡易版治療については，この効果は確かめられていない。

他方で，長期間の心理教育プログラムを実施することには多くのメリットがある。

1. コンテンツ：プログラムが6か月間あるため，短期間のプログラムでありがちな，ある側面を見逃したり，当たり前だとして省いたりするようなことがなく，多くの有用な課題を学ぶことができる。
2. 参加：6か月間のプログラムであることから，患者の参加度が高まる。このことは，心理教育による学習，集団の力動による効果と同時に，疾病に関するスティグマや孤立感の軽減を促すと思われる。
3. 集団のまとまり(凝集性)：21週間他の参加者と触れ合うことで，グループのまとまりが強まり，他の場ではもてない信頼感が生まれ，質問や意見を述べるようになる。他の双極性障害患者と知り合い，6か月間の体験を共有するという単純な事実は，「自分は変わりものだ」「自分のような病気に罹っている人はどこにもいな

い」「自分が味わってきたことを理解してくれる人などいない」といった表現にみられる，双極性障害患者の孤独やスティグマを乗り越えるのに良い影響を及ぼす。

4. モデル化(モデリング)：同じグループの他の参加者と頻回に顔を合わせることにより，患者の内部で"モデリング"が促進され，他の参加者の過ちからの学習や，逆に他の参加者の健康的な行動の取り入れが起きる。短期間のプログラム集団では，患者がお互いから学ぶというレベルに到達するのは難しい。6か月の治療期間中に，症状の再発を来す患者がときにみられるが，他の患者は，再発した患者の過ち(たとえば，セッション中に薬物療法を止めたいと口にしていた患者が服薬を中止してからわずか2週間後に再発してしまった例や，有害物質の摂取を自慢して話していた例など)から学習できるという利点がある。当然ながら，倫理的に言って，他人の失敗から学ぶというモデリングは前もって仕組まれたものではないが，実践的には，数多くのメリットをもたらす。実際，服薬の効果についての5回の理論的セッションに参加するよりも，服薬を守らない参加者の再発を目撃するほうが，はるかに服薬アドヒアランスを向上させる。

5. トラッキング：双極性障害の予後を予測する最善の因子は，直前の経過である。患者の前年の経過を把握することで，その年の予後を予測することができる。6か月の治療期間だけで，一定の周期性の病歴をもつ患者を完全に安定化させることは難しい。一方，患者の気分が安定している期間が長ければ長いほど，ゼロではないにしても再発の可能性を低めることができる。長期間の心理教育プログラムは，服薬アドヒアランスの向上や症状の適切な管理，規則正しい生活習慣，有害物質の摂取の予防，さらに，来院，治療者や参加者との関わりなど心理教育とは直接関係のない因子の影響もあわせて，多くの例で，6か月の治療期間中は気分の安定をもたらす。長期間の心理教育プログラムによって，多くの患者は自己理解や症状管理に方向づけられ，その結果，少なくとも6か月の治療期間中は気分がほぼ安定し，それによって次の6か月間も病状経過が改善する。

こうした理由から，プログラムのセッション数を減らしたいという実務上の必要性や費用の問題は理解するが，長期間のプログラムは，高い有効性というメリットをもつと確信している。

よく尋ねられるもう1つの質問は，「なぜ心理教育を集団で行っているか」ということである。答えは簡単で，この方法がデメリットよりも，はるかに多くのメリットをもつからである。我々が考え得る唯一のデメリットは，信頼感が欠如した場合であるが，こういうことは通常は起きない。というのは，患者は，同じ病気をもつ人々に囲まれ，安全な空間の中で恐怖や不安を自由に表現できると感じるからである。集団で心理教育を行うことには，次のようなメリットがある。

1. モデリングできる。
2. 患者間のサポート意識が促される。
3. スティグマを減らせる。
4. 病気の早期発見が促される。
5. 患者の社会的ネットワークが増える。
6. より効率的，経済的である。

心理教育の導入時期

　心理療法を行うと治療を前進させることが多いが，心理療法を初めて試みる際などには，残念な結果に終わることもある。双極性障害や統合失調症の患者が最初に抗精神病薬を服用するときに，副作用に苦しむと薬物アドヒアランスが悪くなる。同じように，患者と心理療法との最初の出会いは，その後の治療経過に影響する。ここで言っているのは，患者と握手するべきかとか，目をのぞきこむべきかといった，些細なことではない（訳注：精神分析などの精神療法では，握手や視線を合わせることについての議論がある）。握手や視線については，常識的に行えばよい。我々は，挨拶するときは握手をし，相手の顔を見て話すことには問題がなく，むしろ，患者と適切なアイ・コンタクトを保つのはよいことだと考えている。本項でいう患者との最初の接触とは，このような初歩的なことではなく，どのような患者を心理的アプローチに導入するべきか，ということである。

　双極性障害患者に対する心理教育は，気分が正常な状態のときに開始するべきであり，躁状態の患者を心理教育グループに入れるべきではない。というのは，躁状態に特有の行動変化のために，患者はグループと共存できず，グループの機能に大きな影響を与えるからである。さらに，躁状態における，転導性，加速された精神活動（tachypsychia），その他の認知の変化のために，患者自身も治療から利益を得られない。これは，多くの症例で行われているように，急性期の入院治療中に，個別に行われる心理教育的なアプローチがよい結果を生むことを否定しているのではない。しかし，通常の，長時間にわたる構造化された集団的アプローチは無意味であると，我々は考えている。また，重度の行動や認知の変化が起きている躁状態の患者は，心理士との面接を非常に気まずいものとして経験する可能性が高い。患者は，数週間後には，このような困難な状況にあったことすら覚えていないことがあり，これが，正常気分時の心理教育グループへの導入の妨げとなる場合もある。

　気分が正常なときにグループに導入された患者に，その後躁病エピソードが出現した場合は，患者をグループからいったん外し，気分の安定性が回復した後に別のグループに導入するべきである。こういう事態を望むわけではないが，我々の経験では，グ

ループの一員がプログラム参加中に躁状態になると，残りの患者は多くを学ぶ．つまり，「躁状態に特有の行動の変化は，客観視が可能で，他人からは容易に気付かれるが，本人は病的であると自覚しにくい」「よくみられる易刺激性は，躁状態の症状であって，人格の特徴ではない」「躁状態では病識が深刻な影響を受ける」「本人は病的でないと思っている状態が，他人にはどぎつく不健康に映る」などを理解するのである．

　ある患者 H は，2週間の欠席の後，セッションに顔を出した．少しむさ苦しい身なりで，セッションの前，神経過敏な様子であった．セッション開始時に，我々はいつものように，過去数日間の病気に関連していると思えた出来事について話すように，メンバーに促した．突然 H は治療者をさえぎり，いくぶん混乱した感じで，自分の障害が才能であると誇大的に述べた後，「自分はかつて病気であったがもはや病気ではなく，薬に頼らずにいかにして健康を回復するかについて，グループの他のメンバーに教えたいので，今後は治療者を引き継ぐ」と申し出た．H を阻止すると暴力的になる懸念も若干あり，また H が典型的な躁状態を呈していたので，グループの残りのメンバーが躁状態について理解するのに有意義な機会であろうと考え，我々は，H に5〜10分間話すことを許可した．5〜10分後，我々は丁寧に H をさえぎり，グループにフィードバックを求めた．メンバーは，「あなたは少し調子が高い」「私も似た経験をしたが，最後にはひどいことになった」「あなたは考え違いをしている．あなたは病気だと思う」などと述べた．予想どおり，H はこれらのコメントに怒り，メンバーを「盲目な羊」と非難した．共同治療者の1人は，H に「グループはあなたを理解していないようだから，別なところで議論しよう」と説得した．担当の精神科医は，H は精神病症状を伴う躁状態にあり，入院すべきであると決定した．グループは，この入院を H の躁状態悪化の結果と受けとめ，H の失礼な態度にもかかわらず，敵意をもって対応する者は誰もいなかった．むしろ，躁病エピソードでは何が起きるか，何を避けるべきかを認識し，前向きに対応した．H の入院中に，見舞いに行ったメンバーもいた．

　軽躁状態の患者が示す，おどけ，転導性，議論好きなどの特徴は，グループを結束させる助けにならないし，軽躁状態が完全な躁病エピソードに発展することもあるので，原則として，軽躁状態の患者をグループに新たに導入することは勧めない．一方，正常気分時に集団プログラムに導入された患者が，後に軽躁状態になった際には，セッションで得られた教訓をいかして自己制御できる場合が多く，グループ自体も他のメンバーの病的側面を指摘することに慣れる機会でもあるので，躁病エピソードの場合と比べてより柔軟な対応が可能である．また，ある程度の期間グループに参加している患者は，精神科医や心理士の指摘よりも，他の患者からのアドバイスにより心を開く．このため，軽躁状態の患者の行動が破壊的でなければ，グループへの参加継続を許可することはよくある．これらの患者は，疾病モデルとして他のメンバーのためになり，また逆に，グループが軽躁状態になった患者を助けることもできる．

　混合状態の患者はグループを拒否する傾向があり，通常，混合症状の患者をグルー

プに新たに導入したり，参加継続させることは得策ではない。一般に，易刺激性，不安，否定的な思考，加速された精神活動などの混合エピソードの兆候は，治療への適応を困難にする。

　抑うつや否定的認知が出現したときは，心理教育のセッションでの扱いには細心の注意を要する。というのは，他の患者が，「私たちは皆，敗者だ」「ついていない――死んだほうがましだ」「私たちにはよいことなど決して何もない」などの，歪んだ認知に共感するのを避けなければならないからである。このような場合に治療者は，2つの理由から，グループ内の楽観的なメンバーと同盟しなければならない。1つには，他の楽観的な患者が異なった考えを述べてくれると，治療者自身が「あなたが病気でないときは，楽観的になれると思います」などと述べる必要がなくなり，一般的によい結果を生む。もう1つには，他の楽観的な患者が，恐怖の虜になり，障害に関して悲観的に考え始めないように，明白な支持を与える必要がある。というのは，こういった事態が起きると，「参加する前より悪くなった」という理由で，他のメンバーがグループを去ってしまうことがある。

　重症のうつ状態の患者は，思考緩慢，注意と記憶の障害などの認知の変化のために，治療から十分な利益が得られず，かえって提供される情報の最も否定的な部分だけ取り入れて，状態が悪化したり絶望が強まるリスクがあるので，心理教育グループに導入するべきではない。心理教育プログラムに参加している患者が，重症のうつ病エピソードを呈した場合には，グループから外す一方，見捨てられ感を避け，自己破壊的思考（autolytic ideation）をコントロールするために，個別の心理的フォローアップの継続や，心理教育グループに再度参加できる可能性があることを説明する。

　精神病症状を，グループ内でいかに扱うべきか？　精神病症状が存在する場合は，患者を治療グループから除外するべきである。いかなる状況であろうと，精神病症状に対して，認知的アプローチを適用するべきではない。精神病症状に対する対照をおいた研究で認知的アプローチの有効性が確認されていないことに加えて，このアプローチをグループの中で行うと，精神病症状のある患者が「治療者は患者を他のメンバーにさらしている」と考え，嫌な体験をする可能性が高い。このような場合には，共同治療者の1人が，精神病症状を示す患者とともに別室へ行き，患者自身が自分の思考をどの程度精神病的と認識できるか確認する。共同治療者に精神科医がいなければ，必要な処方変更を行うために，ただちに精神科医と連絡をとる。あるメンバーが錯乱した兆候を示した際には，その患者を退出させた後，残りのメンバーと一緒に，精神病症状について振り返り，双極性障害における位置づけについて話し合う。他者の精神病症状に対して示されがちな同情，批判，嘲笑といった態度は避けるようにする。

心理教育プログラムの形式的側面

患者の数とタイプ

　心理教育プログラムの理想的な規模は，8～12人である。8人未満で施行することも可能であるが，発言のやりとりやメンバー同士の相互作用の機会が限られてしまう。また人数が12人より多くなると，患者が「治療者が十分に注意を払ってくれていない」「時間的な制約のために，討論に十分に参加できない」と考えるので，治療者，患者双方にとって，居心地が悪くなる。さらに，人数が多すぎるとグループに所属しているという感情を発展させるのが難しく，グループのスケジュールや他の規則に対するアドヒアランスが十分でなくなり，患者の発言や質問も少なくなる。心理教育における脱落率はおよそ25％であるので，15～16人で開始すれば，4～5回のセッションの後にほぼ10～12人に減少する。試験的なグループを約10人で開始したときには，数回のセッションののちに8人未満に減り，さらに患者が参加を望まなくなり，最後にはたった4人で終了したこともある。

　現在までに，脱落のよい予測因子をみつけられてはいないが，パーソナリティ障害や物質乱用が併存している患者たちは，他の疾患への薬物療法や心理療法の場合と同じように，コンプライアンスが不良である。

　性別に関しては，グループ内でバランスをとるようにしている。年齢に関しては，連帯感を生み出す程度に均質に，若年患者が「人生をよく生きてきた」同じ障害をもつ年長の患者の話を聞ける程度には不均質な構成にするのがよい。年長の患者は，一般に「経験豊富な人」という役割を受け入れる一方，年少の患者に自分たちの過去の態度の反映を見出し，こういった体験をポジティブに評価することが多い。いずれにせよ，我々のセンター自体に「成人にのみ精神医療を提供する」という年齢制限があるので，グループも，18歳以上55歳以下という設定である。55歳を超える患者のためには，標準よりも短い老年心理教育プログラムを行っている。これは，向精神薬の薬物相互作用，他の身体疾患に関する向精神薬の禁忌，認知機能の低下など，高齢層の患者に関連する側面に焦点を当て，高齢層の患者では問題にならないと思われる側面は省いたプログラムである。たとえば，「双極性障害と妊娠」に関するセッションはなく，高齢層の患者には一般に入手が容易ではない興奮薬や精神活性物質に関するセッションもない。一方，飲酒は，高齢層にも頻繁に認められる問題なので含まれている。

　双極Ⅰ型障害と双極Ⅱ型障害の患者を区別しないが，最初からこの2つの下位分類の違いについては，明確に説明している。心理教育がこの2つの下位分類の間で同等の効果をもつのか確認できれば，興味深いであろう。

　参加者間の付き合いは，奨励はしないが，禁止もしない。セッション前かすぐ後に，

30分間くらいコーヒーを飲みながら,障害についての話を続けるグループもある。「カフェでより多くのことを話し合い,カフェが本当の治療だった」と述べた患者もいる。グループ終了後に,夕食会を行った患者もいる。我々の知るところでは,心理教育プログラムに参加した200人以上の患者の間で,かなり多くの交友関係が確立した。交友関係の確立自体はプログラムの目的ではないが,双極性障害のために,多くの患者の付き合いのネットワークが損なわれてしまうことを考えれば,これはもっともなことと言えよう。

グループメンバーの恋愛も,珍しくない――これにも,患者の社会的ネットワークへの限定が影響しているように思われる。ほとんどの場合,治療者は,セッションの終了後しばらくしてから恋愛に気付く――つまり,恋愛関係はグループ機能を妨げないように思われる。我々の10年近くの経験の中で,唯一問題となった恋愛は,境界性パーソナリティ障害を併存していた参加者が,他の参加者に恋愛妄想を抱き,相手を困らせるとともに,心理教育プログラムを妨げる行動を取るようになった例のみである。このときは,患者をグループから外し,次のグループに参加するように提案した。

治療者

2人以上の治療者が,グループを行うことが望ましい。我々は通常,訓練を受けた治療者1人と共同治療者2人という構成でグループを行う。心理教育プログラムは心理士,精神科医のどちらでも行えるが,いずれの場合も,グループの扱いと双極性障害の治療の両方に十分な経験を積んでいることが必要である。

配布資料

心理教育は疑いなく効果があるだけでなく,特別な資材を必要としない安価な治療である。必要なものは,15〜20人のグループが入れる部屋と,セッションごとの情報や経過グラフを書くための黒板くらいである。

各セッションごとに,我々は説明をまとめた2〜3枚の資料を配布する。患者は,配布資料があると習ったことを思い出しやすいので役に立つと考え,セッションに参加できなかったときには,配布資料をほしがる。家族に配布資料を読むように勧め,家族と話し合い,心理教育を行おうとする患者もいる――我々がそう勧めることはないし,文書に書いてある情報であっても内容をゆがめて受け取られるリスクがあるので,家族のためのプログラムを別に行っているにもかかわらず。ただ,患者のこのような行動は,患者の家族に双極性障害の医療モデルについての知識をもたらし,最初の接点になることもある。

本書でご覧いただけるように，配布資料は，わかりやすく，精神医学や心理学の専門家でなくても理解でき，しかし読む人を尊重し，明確で説得力のある言葉で書かれている。

我々が心理教育プログラムを開始した当初は，習ったことを思い出し，知識の確立に役立つと考えて，宿題を出していたが，患者の反応がよくなかったので，最近は宿題を出していない。

セッションの編成

セッションは90分間で，週1回行われる。就労・就学している患者を含めて，すべての患者がきちんとセッションに出席しなければならない。個々のセッションは，同じパターンで行われる。

- 最初の15～20分間は，ウォームアップを行う。まず，ニュースのような気楽な話題から入り，楽しく，飾らない会話，ときには冗談も織り交ぜて，真剣な雰囲気にならないように努める。数分したら，心理教育に関する会話を始める。まず，患者ごとに，この1週間の間，双極性障害に関連する出来事や気分の変化があったか否か，コメントしてもらう（ただし，これは強制ではない）。もし，変化があったと述べた場合は，我々はそれについて質問をしてもよいかどうかを尋ね，どの点が病的か，どの点は違うかを判断する（もし病状の変化が，エピソードの診断基準を満たすとか，投薬が必要であると判断された場合は，共同治療者の1人が，別室で患者から状態について細かく聞いて，精神医学的な検討を行う。極端な場合，必要であれば患者に付き添って救急部に連れて行くこともある）。また，患者に，前のセッションに関する疑問や，先週以降に生じた疑問を質問するように促す。
- 次の40分間は，セッションの主題についての質疑応答を含む講義にあてられる。セッションの教育目的は明確に設定されているが，患者が必要であると思えば，自由に質問，発言することが許されており，むしろそうすることを勧めている。グループでの共同作業，グラフの描画，討論などを通して，すべての患者が内容を理解し，話し合いに参加していることを確認する。
- 最後の30分間は，セッションで取り上げられた話題についてのオープンな討論にあてられる。治療者は，患者全体の発言を促し，誰か1人がセッションを独占しないように配慮する。

PART 3

心理教育プログラム：セッションの内容

ユニット 1

障害への気づき

　ユニット1はプログラムの根本で，目的は患者に双極性障害についての基本情報を提供することである。患者は，放っておいても障害の原因や症状に関する情報を知っているだろうという考えは，誤っている。ほとんどの患者は，双極性障害の生物学的，臨床的特徴と再発の危険性について目を向けようとしていない。このユニットでは，集団プログラムに必要なコンセプトを紹介しており，必ず最初に行わなければならない。たとえば，双極性障害がどんなものであるか，なぜその症状が現れるのかを教えなければ，症状を早期に把握するための短期介入を教えることは意味をもたない。このプログラムでは，最初の5回のセッションをこの問題に割いているが，それは次の2つの理由による。

1. 病識の欠如とアドヒアランスの低さの高い相関が証明されており，病識への援助は非常に重要な介入と考えられる。
2. 集団で心理教育を行うために，治療の基本的側面（生物学的な性質と薬物の必要性）を再認識するための機会になる。

　患者が，集団的な治療への参加を"脱精神医療"の始まり，薬が不要になる最初のステップと誤解し，最初のセッションでそう宣言したりすることは，よくある。我々は通常，患者に名前を言って自己紹介するように促し，嫌でなければ，治療に関連すると思われる側面，最後に，集団への参加にあたり期待していることを述べてもらう。あるグループで，1人の患者が，自分の目標を「障害を自分でコントロールできるようになって，あまり薬に頼らなくてすむこと」と述べた。すると，共感または連鎖反応のためか，元々自分でそう考えていたのか，続く2人の患者も，「服薬をやめる」「入院しない」「リチウムの他には薬を飲む必要がなくなる」ことを期待していると述べた。治療者は，集団セッションを始めるときに──必要であればボードに書いて──薬物療法と集団心理教育は相補的であり，薬物治療は不可欠であることを，明確にしなければならない。そうでないと，「反精神医学的」意見が集団の中で増幅され，アドヒアランスに乏しい行動を助長する可能性がある。ある患者は，「薬を飲むのをやめても，何も起こらなかった」と述べたが，これは真実ではなかった。というのは，すぐに混

合状態や躁状態になる傾向があり，自分で精神症状の悪化に気づかないだけだったのである。しかし，彼の言葉は，別の2人の患者に薬物療法に対する悪い影響を与え，1人は何も起こらないと考えて，薬の一部を飲むのを1週間やめてしまった。

我々心理士が，初期の段階から薬物治療の重要性を説くことによって，「（薬物治療への）反対集団を作る」といった誘惑を排除することができる。

「障害とは何か」を紹介するセッションは，患者たちの興味をかきたてる。彼らは，オープンなセッションで，話題に関して意見を言うように求められて驚く。このアプローチの目的は，患者の信念や態度を知り，我々が強調すべきポイントは何かを認識し，患者が自らの障害に対してもっている罪責感や偏見を理解することである。こちらの説明に抵抗する患者がいる場合は，医学モデルを必死で守ろうとするよりは，セッションの内容について集団のメンバー自身で話し合わせたほうがよい。というのは，我々が医学モデルを守ろうとすればするほど，（心理士が）医師とグルになっていると患者に非難されるからである。患者同士が双極性障害の生物学的特性や治療の必要性を議論するのであれば，「反抗的な」患者も言い争いを控える。

このユニットで取り上げられる話題の1つは，スティグマ——精神障害への社会的軽蔑や，患者が仲間にどう自分の診断の話をするかについてである。我々は，患者は自分の障害について情報を伝える人と伝えない人を注意深く選ばなければならないと考えており，患者が自分の障害を説明する場合は，以下の方法を薦めている。

1. 説明では，大脳辺縁系，神経伝達物質，内分泌系への影響など，生物学的な側面を強調し，脳の障害として説明する。やや過剰な単純化かもしれないが，一般的には，心理社会的要因の影響については，混乱を避けるために話さないようにアドバイスしている。
2. 精神症状よりも，だるさ，疲労感，食欲不振，身体的な落ち着きのなさ，不眠など身体症状を強調する。たとえば，だるさのためにベッドから出られないとか，疲労感が強いなどの身体症状を聞いても誰も驚かないが，「人生は意味がないと思う」「死にたい」などの精神症状を聞くとびっくりし，奇妙な目で見るかもしれない。専門家か自分でうつを経験した人でないと，精神症状については理解できないであろう。
3. 偏った関心を引き起こしそうな症状（希死念慮，幻覚，せん妄，性欲亢進，攻撃性など）については，話さない。
4. シンプルなアドバイスを参考にする——次の2つの言い方を比べてみよう。

「私は精神障害者です。ときに理性を失い，自制できなくなり，発狂したようになり，病院に入れられたこともあります。自殺しようともしました。ボーッとする薬を服用しています。周りの人は，薬の依存症になると言いますし，私も自分が薬物常用者に

なったんだと思います」

「私は，大脳辺縁系や甲状腺のような，体のさまざまな系統（組織・器官）に影響を及ぼす障害をもっています。ときに，障害のために，不眠，神経過敏症，情動不安といった問題が起こり，一時は入院しなければなりませんでした。あるときには，エネルギーが奪われ，強い疲労感や身体の不調を感じました。ただ，幸いなことに，これらの問題の助けになる薬剤を服用しています」

両方とも同じ状況を説明しているが，後者の説明のほうが，はるかに適切である。周囲の人への説明は，すべての患者に不安を引き起こしがちな問題であり，セッションの中で十分に話し合われなかった場合でも，患者が折に触れこの問題について話し合うように，奨励するべきである。

5回目のセッションで，我々は患者にライフ・チャートについて教える。ライフ・チャートについて少し不安を感じる患者もいるが，これはとても有用な技法である。続くセッションでは2～3の患者に，自分のチャートについて紹介するよう勧め，重要な点について話し合う。

導入セッションに加えて最初の5セッションしか，ユニット1のために割かれていないが，障害への気づきは働きかけの基本であり，プログラムのすべてのセッションで繰り返し取り上げられる。

セッション 1　紹介と集団のルール

目標

　セッション1は，グループと触れ合うこと，参加者にルールを説明することを目標とする。ルールは集団の良好な機能を保証し，患者の参加を促す環境を創り出す。集団療法の"科学的な父"の1人，Yalomは，双極性障害患者を「集団において起こり得る最悪の災害の1つ」と述べているが，我々の経験は，この言葉とは異なる。年齢，性別，重篤度などに関して，メンバーの均質性と多様性のバランスを適切に保てば，双極性障害患者は，話し合いに積極的に参加し，他のメンバーや治療者に敬意を払い，協力する。患者は，集団での体験から多くの利益を得られること，彼らと彼らの障害が受け入れられ理解されること，彼らが高い関心をもっていることについて心理教育の中で話し合われることを理解し，集団に適応する——これは，何ら不思議なことではない。Yalomの集団では，こういったことは起きていなかったのであろう。

セッションの流れ

- セッションを始める前に，少し間をあけていくつかの椅子を輪にして置き，ボードのそばに治療者の椅子を置く。
- 患者は待合室で待っていて，治療者の1人が待合室に行って，全員を集団療法室へ連れてくる。
- 我々は，自然に患者に挨拶する——こういうスタイルがよくないというならば，我々は自分の仕事を変えなければならない（訳注：昔の精神療法では，患者に自然な挨拶をすると，非治療的な感情反応を起こすという議論もあった）。
- 我々の名前と職業を述べ，プログラムの目標，継続期間（各々90分間の21のセッション），セッションの流れについて説明する。また，「何が心理教育ではないのか？」を説明する——つまり，心理教育プログラムは幼少期の問題やトラウマ，感情の探索や表現，心理的葛藤についての話し合いや，単なる体験の分かち合いは目標としていないことを明らかにする。
- 次に集団のルールについて詳しく説明し，ルールを尊重できなければ，心理教育プログラムから外れてもらうことを警告しておく。ルールは以下のとおりである。

・守秘性：患者は，他の参加者の身元だけでなく，セッション中に何を話したかを口外してはならない。精神科医や心理士が職業上知り得た情報を守秘するのと同じように，患者も守秘性に同意しなければならない。一方，我々治療者が話すことはすべて，自由に口外してもよいと告げておく。

・出席：心理教育プログラムに入るには，順番を待たなければならない。すなわち，集団に参加できることは特権なのである。集団心理を促進するためにも，すべてのセッションに出席することが，参加者の義務とされる。セッションを5回欠席した患者は，どんな場合でもグループから除籍される。欠席に正当な理由がある場合は，患者は後で別のグループへの参加が認められる。

・時間厳守：時間厳守は正常なセッション進行の基本であり，グループのスケジュールを尊重しない患者は除籍される。

・敬意：たとえ意見が異なる場合でも他者を尊重すること，他の参加者を批判したり，笑ったり，敬意を欠く態度を示さないことを参加者に求める。繰り返しこのルールを破る患者は，グループから外れてもらう。

・参加：セッションの中で貢献すること——言い換えれば，質問したり，経験を分かち合ったり，他の参加者にアドバイスすることは，義務ではないが，参加者自身のためにも大いに勧められる。

・利益：毎週の宿題は強制ではないが，プログラムから利益を得るためには，宿題をきちんと行うことが最善である。

・セッションの外で，患者が会うことは禁止しない。

● ルールを詳細に説明した後に，すべての患者がルールを理解，同意していることを確かめ，質問を始めるが，開始早々からルールを尊重しない場合は，部屋を退出するよう促す。

　次に，リラックスした自己紹介をする。アイスブレーク，さまざまなゲームを利用した自己紹介，昔からよく使われる集団力動的ゲームなどが役に立つ。我々は以下のような方法を用いている。

・1巡目には，すべての治療者と患者が自己紹介する。治療者は，名前，職種，どのように患者の役に立てるかについて自己紹介をする。患者には名前を言ってもらい，嫌でなければ，ライフワーク，趣味，希望など，必ずしも障害に関連しないことを言ってもらう。

・この後，名前を記憶するためのおさらいを行う。最初の患者が，右側の患者に自分の名前を告げ，2番目の患者はさらに右側の患者に自分の名前と最初の患者の名前を告げ，3番目の患者は自分自身の名前と先ほどの2人の参加者の名前を告げ，4番目の人も同様に行い，一巡の最後の患者がグループ全員の名前を告げるまで続ける。ある患者が名前を思い出せないときは，忘れられた人が助け，それからまた始める。このゲームには治療者も参加する。

- ゲームは大抵楽しんでもらえるので，「いいですね。楽しみながら，たくさんのことを学べそうですね」といった肯定的なコメントをする。最後に，患者に次のセッションに，必ず出席するよう告げる。

セッションのコツ

- 最初のセッションは，治療者と患者のよいコンタクトを築くために極めて重要である。グループがどういうものであり，どういうものではないのか，例をあげながら明確に説明する。たとえば，「これは，ウッディアレンの映画で見慣れているような治療グループではありませんし，『お父さんだよ，ジョー，お前のお父さんなのだよ！』などと強烈な感情の発露を期待しているわけでもありません」とわかりやすく説明する（我々が後半部分を演じると，患者にはとてもうける）。
- 通常，我々は心理教育プログラムを「双極性とは何かを理解し，障害とうまく付き合い，振り回されないために確実な技法やコツについて教える講座」と紹介している。
- ユーモアを使うのは大切だが，患者にルールの内容に関しての安心感を与え，ルールが厳密であることを理解させるために，ルールの説明は真剣に行う。
- 紹介ゲームの際，治療者は，患者より前に名前，肩書，病院での仕事，患者が治療者に会える場所と時間帯（非常に重要）などについて，自己紹介する。必要なときは予約なく患者が電話してきても迷惑ではないし，チームとして働いているので，相談可能なチームの何人かの専門家の名前を伝えられることを説明する。これは，症状が再発したときに患者が早期に行動することを可能にし，対応を行うための第一歩となる（再発対応についての正式なセッションはプログラムの後のほうになる）。

以下は1つの例である。具体的な話し方は，それぞれの治療者のスタイルに応じて行えばよい：

「私の名前はFrancesc Colomで，心理士です。私は双極性障害のプログラムで働き，11年間心理教育プログラムを運営しています。月曜日から金曜日，○時から△時までいます。皆さんは以下の番号で（ボードに番号を書き，セッション中は残しておく）私に電話連絡もとれます。セッションを通じて，双極性障害の再発の兆候を認識できるよう学びます。もし皆さんが，ほんの少しでも再発かもしれないと思ったら，遠慮せずに私に電話してください。これは，患者としての皆さんの責任です。電話とか皆さんに会うことが，煩わしいということは全くありません。私が忙しいから面倒をかけたくない，余分な仕事を加えたくないと思って，電話をためらう患者さんもいます。確かに忙しくはありますが，皆さんと話をしないま

ま，たとえば 2 週間後に入院になってしまうよりは，電話の会話に 5 分か 10 分を使うほうがいいのです。入院になると，多くの手間がかかります！ 電話なら，オフィスで話せますが，皆さんが入院すると，毎朝，入院病棟の病室に行かなければなりません。椅子から立ち上がって，オフィスを出て，何度も病棟と行ったり来たりしなければならないわけです。ですから，皆さんのためにも私自身のためにも，皆さんが入院しないよう望みますし，たとえそれが心配し過ぎであったとしても，電話をしてきてください。電話が 10 回あって，本当の再発はたった 1 回だったとか，実は本当の再発はなかったというほうが，ずっとうれしいことです。私がつかまらない場合でも，皆さんの精神科医である V 医師か，心理士の A，B や C，オフィスにいる D，E や F，チーム内の他の精神科医である G，H や I 医師がいます。彼らは私ほど魅力的でも親切でもないかもしれませんが，皆さんの面倒を見てくれるでしょう。我々は皆さんが思うより薄給ですが，患者さんを診るために雇用されていて，皆さんに会うことが仕事なのです。我々も仕事がないと困るのです」

多少ユーモアを交え，くだけた感じ，口調は治療者のスタイルに合わせればよいが，次のメッセージは明確に伝える。
  ・我々がどのように役立てるか。
  ・再発に直面したときは，いつでも，チームのメンバーを捜し出すことが必要である。
  ・我々は予約なく患者に会うことや，電話に応じるのは負担でなく，症状の重症化を避けるのが目標である。
  ・我々はチームであり，誰かがつかまらなくても，同僚の誰かを見つけられる。
● (患者の) 自己紹介は，他の場合と同様に自発的なものであり，自分自身について話したいと思ったことは，（それが真実であれば）話すべきであることを明確にする。

配布資料

どんな集団も，その機能を促進し，葛藤状況を防ぎ，問題状況への対応方法を確立するために，ルールによってとり仕切られています。我々も例外ではありません。立場の違いはありますが，これからの 20 週間，治療者と患者さんは 1 つの集団となります。我々は皆同じボートに乗っているのです。ですから，集団のルールを明確にする必要があります。ルールは常識的なもので，グループへの参加から得られる利益を皆さん全員にとって，最大にしてくれるものです。ルールは以下のとおりです。

● 敬意：皆さんはすべて，たとえ意見が異なる場合でも，他の参加者とその意見に敬意を払わなければいけません。他の参加者をさげすんだり，あざ笑ったり，嫌味なコメントをすることは許されません。他の参加者と一緒に笑うことは大いに結構で

すが，他の参加者を笑うことは許されません。
- 守秘性：人の健康や病気の状況は，プライバシー，私的な人生の一部です。この集団に参加するということは，「双極性障害」という診断名を他のメンバーの前で告白していることになります。そのため，集団の参加者全員が守秘義務を尊重しなければいけません。この集団は秘密クラブではありませんが，参加者は他の参加者の診断を他人に話してはいけません。精神科医や心理士の倫理規定によって，我々が担当する患者の身元や知り得たことについて守秘義務を負うのと同じように，皆さんは他の参加者のプライバシーに関する状況を部外者に話してはいけません。一方，治療者である我々が話す知識や情報については，友人や家族，そして知人とオープンに話し合って構いません。というのは，これは双極性障害についての情報であって，我々についてのプライバシーではないからです。
- 出席：プログラムのすべてのセッション（このセッション後，さらに20回）にきちんと出席してください。そうでないと，このグループに参加できずに順番を待っている他の患者さんに失礼ですし，プログラムでの情報を理解するうえでも支障がでます。正当な理由による欠席でも，5回欠席すれば，プログラムから外れていただきます。正当な欠席の理由がある場合に限り，後で別なグループに参加することができます。
- 時間厳守：セッションは，毎週火曜日の午後2時から3時半まで行われます。10分の遅刻はたまたまもしれませんが，30分の遅刻はグループを尊重していないということでしょう。遅刻はグループの発展を妨げますし，他の人を傷つけます。正当な理由や予告がなくて，わざとグループのスケジュールを尊重しない場合は，グループから外れていただきます。
- 参加：グループの話し合いに，どれくらい積極的に参加したいかは，皆さん自身が決めてください。我々は，セッションに参加し，質問に答え，体験を共有していただくようにアドバイスしていますが，最終的に決めるのは皆さんです。グループへの参加を義務として押し付けることはなくて，利益が得られそうだから，お勧めしているのです。

セッション 2　双極性障害とは？

目標

　セッション2は，双極性障害の概念を紹介し，双極性障害にまつわる多くの作り話を明らかにし，障害の生物学的な性質を強調し，社会的な偏見を打ち消すことを目標としている。

　病院で臨床をしていると，精神疾患に関する我々の意見が，社会全体から支持されていると思いこみがちだが，それは間違いである。一般大衆は精神疾患の成り立ちや性質について，ほとんど知識をもっていない。我々がこのセッションで話すことは，多くの患者にとって驚くべき新事実であり，障害や自分自身のあり方に対する考え方や人生を変えるのである。

　セッション2は，患者の多くが抱いている罪責感を軽減するのに，とても有効である――焦点づけといった心理的な介入や力動的な治療のために，罪責感が発生している例もある。

セッションの流れ

- ウォーミングアップでセッションを始める。患者に先週どうであったかを質問し，セッション1で説明されたガイドラインについての疑問を話し合ったり，「準備はいいか～い？」と冗談を言ったり，名前のゲーム〔セッション1（p.37）参照〕を繰り返したりする。このようにして，セッションを始めるまでに，部屋のムードを明るくする。
- セッションは次のように始める：「双極性障害は気分を調節するメカニズムの変調によって起こります」。この説明は，障害の生物学的な性格をはっきりさせるためであり，この考え方が十分理解できないときは，いつでも質問してよいことを告げておく。
- ボードに脳の図を描き，大脳辺縁系を指し示す。これは簡単なことであるが，障害の原因を患者に理解させるのに有益である。専門家として言えば，これは単純な言い方であるが，何が双極性障害の原因ではないのかを明確にすることは，患者に罪責感を引き起こしている神話（大概は，時代遅れの精神医学や心理学における考え

表-4　双極性障害についての10の不愉快な嘘

1. 医者が病気を作り出した。
2. 西欧だけの病気である。
3. 今世紀に出現した病気である。
4. 弱い人だけが病気になる。
5. 伝染する。
6. 精神分析療法やホメオパシーが有効である。
7. 神様からの贈り物，よいものである。
8. 病気を引き起こしているのは，本人である。
9. 投薬なしでコントロールできる。
10. 役立たずになる病気である。

方，世間の誤解から生じたもの）を振り払うために，重要である。一方，双極性障害の病因を大脳辺縁系に特定するのは単純化しすぎであることや，プログラムの中でより詳細な生物学的側面について触れることを，患者に説明しておく。

- 再発についての考え方を説明するには，図を用いた表現が役立つ。ボードに，時間を表す横軸と気分の変化を表す縦軸をひく。気分の変化について，Dは抑うつ状態，dは軽うつ状態，Eは正常な気分状態，mまたはHは軽躁状態，Mは躁状態を表わす。これは，プログラムで用いる気分チャート技法である〔セッション6(p.67)参照〕。注意深く説明し，患者全員が図の意味を理解できたことを確かめる。
- 患者に，世間が精神疾患に対してもっている先入観，「弱い人だけがこの病気になる」「自分で乗り越えなければだめだ」「ドラッグをやっている人にだけ起こる」などをあげてもらう。我々はこれらの言葉をボードに書き，分析する。この演習は，双極性障害についての社会的なスティグマに対して話し合う機会であると同時に，患者自身が双極性障害に抱いている信念や考え方を，私たちが知る機会にもなる。双極性障害についての「10の不愉快な嘘」のリスト（**表-4**）を示し，1つずつ議論する。
- このセッションでは，双極性障害の遺伝性についても少し触れるので，すでに子どもがいるか欲しがっている患者は悩みがちである。セッションでは，この問題を深追いせず，患者が心配しないように，妊娠と遺伝カウンセリングのセッション〔セッション11(p.98)参照〕で詳しく話し合えることを説明する。
- 質問の後，資料を配布し，宿題の説明をして，セッションを終える。

セッションのコツ

- 本や集会，インターネット，主治医との会話，あるいは他のメディアを通じて情報をもっている場合もあるが，一般に，患者は双極性障害について非常に乏しい情報しかもっていない。ほとんどの参加者は，自らの障害について正確な知識をもっていないと考えたほうがよく，何人かの患者が不満を言うとしても，説明は全くの初歩から始めるべきである。どんなことでも「知っているのが当然」と思いこむべきではない。というのは，治療者がこのように思い込むと，何人かの患者が最初の数セッションで，グループから取り残されたと感じてしまうからである。
- 主たる治療者が，このセッションで，正確な知識を伝えるのがよい。他のセッショ

ンは共同治療者に任せてもよいが，主たる治療者がこのセッションを担当することによって，患者は共同治療者には専門的な後ろ盾がついていると感じる。患者がこのように受け取ってくれると，プログラムを通じて非常に有益である。

- 「なぜ双極性障害を病気と決めつけるのか？」と質問する患者もいる。こういった質問には，「生物学的な変化であり，きちんと説明された症状があり，症状をもつ人々や周りの人々を苦しめるからです」などと，簡潔かつ明確に回答する。
- 情報を知りたがる患者が，このセッションの中で，後のセッションのテーマについての質問がみられることもある。こういった場合は，セッションの目的が乱されないように，患者に後のセッションまで待つように伝える。
- 異なる呼称〔双極性障害（bipolar disorders），精神病性の躁うつ病（manic-depressive psychosis）など〕についての，質問がみられることがある。我々は「双極性障害」という診断名を使うよう提唱しているが，「精神病性の躁うつ病」という呼称の由来について簡単にコメントする。そして我々がなぜ，この呼称が適切でないと考えるか──社会的な偏見を強く引き起こし，また双極性障害は，必ずしも精神病症状や躁を伴わないこと──を説明し，ただし，これは双極性障害のいわば同義語なので，誤診とは言えないことを説明する。
- 患者が覚えやすく，家族への説明にも役に立つので，我々は，サーモスタットの例を用いる。この例えでは，サーモスタットが環境の変化に対応して温度を一定に保つのと同じように，大脳辺縁系が周囲の環境に適切な形で反応して「気分のサーモスタット」として役立っていることを説明する。
- 経過を図示する際，通常気分の期間を完全な直線で描かないよう気を付ける。これは，通常気分と言われる期間や，双極性障害の診断がついていない人の気分にも，ある程度波があることを伝えるためである。我々はよく「通常気分は震える手で描かれた直線です。そうでないと，人生は退屈すぎるでしょう」などと説明する。
- 楽しく，教育的で，印象に残る話でセッションを終えられるとよい。たとえば，セッション2では，障害がどの程度生物学的なものか，また障害に対する姿勢がどれほど重要であるかを示すために，「3匹の子ブタ（＋双極性バージョン）」の話をする。この話の目的は，「どうせ何をしても再発する」という無力感を防止することである。「3匹の子ブタ（＋双極性バージョン）」の話は我々のスタイルにはよく合っているが，「コミカルさ」と「失礼」の間の線引きという問題があるので，心理教育プログラムにこの話を組み込むかどうかは，個々の読者の判断に任せたい。「3匹の子ブタ（＋双極性バージョン）」の話の中身は，以下の通りである。

> 大きくて悪いオオカミが，自分たちを食べたがっているらしいと気付いたとき，異なる防御方法をとって，違った結果となった3匹の子ぶたの童話は有名ですね。最初の子ぶたは，貪欲なオオカミの脅しを深刻に受け止めませんでした。そして，

警告にもかかわらず、またすべての常識に反して、自分に悪いことなど起きないだろう、オオカミのことはおとぎ話に過ぎないと思っていました。それで家を藁で建て、オオカミがやってきて思いあがった子ぶたの家を一吹きで吹き飛ばすまでは、知らぬが仏で暮らしていました。子ぶたが危険に気付いたのは、塩コショウをかけられ、切り刻まれ、ローストされて、オオカミの胃におさまってからでした。2番目の子ぶたは、オオカミがやって来ることに半信半疑でした。「オオカミがいることは知っている、でもそんなひどいことはできないさ」と言いました。いくらかは用心することにしましたが、手元（失礼、子ぶただから足元）にあることを、すべて使おうとはしませんでした。子ぶたは木で家を建てました。木は藁よりは安全ですが、大きな代償を伴う頑丈な材料で家を建てようとはしませんでした。オオカミは「コレステロールが許容値を超えており、ベーコンを食べるのを直ちにやめて運動を始めなければならない」という医者の助言に逆らって、邪まな企みを抱いて2番目の子ぶたの家を訪れました。今回は一吹きとはいかず、激しく息を吹きかけなければなりませんでした。しかし、結果は同じでした。2番目の子ぶたも藁の家の子ぶたと同じように、幸せな状態から丸焼きへと相成りました。3番目の子ぶたは、かごを祖母への御馳走で一杯にして森を歩く少女（訳注：赤ずきんちゃんのこと）や子ぶたに対して、オオカミがどんなに危険なものか、権威ある人々によってしっかりと警告されていました——もちろん、他の2匹の子ぶたも警告は受けていたのですが……。3番目の子ぶたは、生き延びるための知性、用心深さ、そして実行力をもっていました。子ぶたは警告を重大なものとして受け止め、努力と犠牲を払い、そして希望をもって対応にあたりました。子ぶたは、自分がすることが自分のためになることを理解していたのです。レンガで頑丈な家を建て、セキュリティシステム、衛星放送用アンテナ、そして水道施設を備えました。腹を空かせたオオカミは、3番目の子ぶたの家のドアを吹き飛ばそうとしましたが、家はもちこたえました。オオカミはさらに執拗な攻撃を行いました。一層強く息を吹き、槌でドアをたたき、百科事典のセールスマンのふりもしましたが、すべて無駄でした。3番目の子ぶたはその用心深さや知性のおかげで、オオカミに決して食べられることなく、魅力的な雌ブタとともに、その後いつまでも幸せに暮らしました。彼は7匹の美しい子ブタをもち、87歳で脳卒中で亡くなるまで平和に年をとりました。

　我々は、双極性障害を有する3匹の子ぶたについて、同じようなおとぎ話を話すことができます。最初の子ぶたは、かかりつけの獣医が言ったことを全く信じずに、双極性障害は精神科医によって作られた病気かおとぎ話だと考え、ライフスタイルを決して変えようとしませんでした——夜通し遊び回り、手に入ればいつでもお酒などの有害物質を使用しました。友人がイライラしすぎていると注意したときも言葉に耳を貸さず、もちろん、治療薬も服用しませんでした。この結果、1年間に数度という絶え間ない再発に苦しみ、何回もの入院に至りました。職を失い、ある

きには非常に怒りっぽく，別なときには，ブタではなくチキンのように奇妙なことを言うために，友人はもはや注意しようとしなくなりました。子ぶたは街のメンドリ小屋の前で卵を産もうとして，治安かく乱行為として拘束されたこともあります。

2番目の子ぶたは，家族からせがまれ，専門医である精神科医が提案した治療薬を服用することに同意し，双極性障害であるという可能性も一応考慮しました。しかし，薬剤だけが気分安定の維持に役立つのだという誤った考えをもっていました。それで，薬剤はきちんと服用しましたが，心理士の指示に反して，不規則な生活を送りました——ほとんど寝ずに勉強したり，サルサダンスに出かけたりして，たくさんお酒を飲み，ドラッグも吸引しました。このために，薬剤はきちんと服用していたにもかかわらず，何度かの再発に苦しみました。

3番目の子ぶたは，双極性を有する子ぶたのための心理教育プログラムに参加しました。再発したくないという高い動機づけ（子ぶたは正常気分の期間には，人生をより楽しく過ごせることを理解していました）に加えて，心理教育プログラムに参加することによって，恐ろしい再発を避けるために，必要なあらゆる用心をするようになりました——治療薬を服用し，主治医や心理士の指示に注意を払いました。夜に出かけることもありますが，睡眠は十分にとり，お酒などの有害物質の摂取を避けました。「いつもより神経質になっている」という妻のコメントに注意を払い，再発の兆候を，手遅れにならないうちに認識することを学びました。このような心がけは犠牲を伴いますが，彼は聡明な子ぶたでしたから，幸福や個人的な安定を失うことなく穏やかな人生を送ることの価値を，よく理解していたのです。今回の話のすべての子ぶたのうちで，彼は最も賢いブタでした。人間より賢いブタがいるものだと感心する人もいることでしょう。

- 患者は高い有病率——つまり，「双極性障害がまれな異常なものでないこと」を知ると，少し安心する。これを補強するために，我々は，障害の公式の有病率は1〜2％だが，より最近の多くの研究によれば，有病率は4％に近いこと，双極スペクトラムに関する研究では有病率が全人口の10％以上であることも説明している。
- 患者は，双極性障害が「慢性であり，再発しやすく，不治である」ことについて不安を感じている。そこで，これらについての説明は慎重に行う。慢性については，適切にコントロールされればよい生活を送れる他の慢性疾患（糖尿病など）を例に用いる。患者は，しばしば「慢性疾患」と「不可逆な変性疾患」を同じと考えているので，違いを説明する。再発に関しては，3匹の子ぶたの例を用いて，障害は周期的に起きる傾向があるが，再発するかどうかは，障害に対して取り組む態度（薬物治療へのアドヒアランス，睡眠ガイドラインの順守，エピソードの早期発見）によることを伝える。薬物治療や行動のガイドラインを守っても，100％の安定が保証されるわけではなく，再発の可能性があることは真実だが，治療に前向きに取り組むこと

により，再発の頻度を少なくし，再発が続く期間を短くできることを明確にする。不治という言葉は，患者はとても気にする。患者の多くは，自分たちはいつも「うつ」か「躁」の状態におかれると思いこむので，障害は「地図から消すことはできない」という意味では治らないけれども，長い間にわたり障害を抑えること——我々の患者の言葉を借りれば「寝かせておくことはできること」を伝える。

配布資料

　双極性障害は気分を調節するメカニズムの変化に起因します。大脳辺縁系は，あなたの家にあるサーモスタットのような頼りになる「気分測定器」として，人間の活動を変化させるようです。家庭のサーモスタットは，セットされているよりも高い温度ではエアコンを，低い温度ではヒーターを作動させます。人の気分は基本的には安定していて，環境に変化があれば反応します。双極性障害にかかっているときは，「気分測定器」が正しく働かず，何もなくても気分が不安定になり，また気分の変化が環境と無関係になってしまいます。

　双極性障害は遺伝性の障害ですが，これは双極性障害のある人の子どもが100％障害にかかるという意味ではありません。理屈でいえば，障害がない人の子どもより，障害のある人の子どものほうが障害にかかる確率は高まるとされます。一方，子どもが障害をもたない確率のほうが障害をもつ確率よりも高いのです。この確率は，家族関係にも影響されます。

　双極性障害に関わる生理学的メカニズムは，神経伝達物質のレベルにあります。神経伝達物質は脳内で情報を運んでいる物質です。いくつかの神経伝達物質（ドーパミン，セロトニン，ノルアドレナリン，アセチルコリン）が，双極性障害において異常な状態になっているというエビデンスがあります。また，ホルモン分泌機能，特に甲状腺ホルモンに異常を認めます。つまり，双極性障害には生物学的，遺伝学的な基礎があると言えます。さまざまな心理社会的要因（幼少期のトラウマ，家庭関係，パーソナリティ要因）が双極性障害を引き起こすという理論がありますが，妥当ではありません。現在では，これらの要因はすべて，障害の誘因（きっかけ）になったり，障害を悪化させることはあっても，障害の原因となるものではないことがわかっています。

　双極性障害は慢性で再発しやすい——皆さんの人生がいつも深刻な状態におかれるわけではありませんが，障害はともにあり，エピソードは繰り返される傾向があります。

　人口の4％以上に，なんらかの双極性障害が存在します。また双極性障害は，人類の歴史を通して存在しています。障害の有病率は，世界のすべての国で極めて似通っており，文化的社会的環境に起因する疾患ではありません。

　今日では，双極性障害を抑える非常に有効な治療が開発されており，社会の辺縁や

精神科病院で多くの時間を費やすことなく，正常な生活を送ることができます――言い換えれば，皆さんは，障害の奴隷ではありません。多くの双極性障害の患者さんが，社会に適応し，家庭的，情緒的に豊かな人生を送り，双極性障害でない人と同じように職に就いています。実際に，歴史上卓越した地位にあった双極性障害の人のリストは枚挙にいとまがありません――チャーチルのような政治家，ヴァン・ゴッホやゴーギャン，ポラックのような画家，シューマンやチャイコフスキーのような輝かしい作曲家，チャールズ・ミンガスのようなジャズ・ミュージシャン，ヴァージニア・ヴォルフ，ヘミングウェイ，チャールズ・ボードレール，ヘルマン・ヘッセ，エドガー・アラン・ポーのような著名な作家などです。

双極性障害は，喘息や糖尿病のような他の慢性疾患と同じように，適切な薬物療法と厳密な治療ガイドラインに従えば，症状を抑えることができるのです。

> **宿題 1**
> あなたの考えでは障害の原因は何でしょう？　他のどのような要因が再発のきっかけになると思いますか？

セッション3　原因と誘因

目標

　セッション3の目標は，障害の生物学的特性の学習である。特に，障害の生物学的な「原因」と，生物学的・環境的な「誘因（きっかけ）」の違いを理解してもらうことが重要である。障害のきっかけ（たとえば，有毒物質の摂取やストレス，断眠など）について，この区別を理解してもらうと，患者が障害に対して抱いている罪責感が軽減する。

　セッション3はユニット1（障害への気づき）の一部であるが，ユニット3〔精神活性物質乱用の回避（p.112）参照〕とも関連する。罪責感と「自分には何の責任もない」という感情の間を揺れ動いている患者には，「原因」「誘因」についての話し合いは特に意味がある。一方，障害の生物学的特性の講義を聞いて，自分の振る舞いをすべて障害のせいにしたり，「自分は犠牲者で無力だ」などと「受動性」が出現する場合があるので，注意しなければならない。

セッションの流れ

- 気楽な話や，セッション2の教材や内容に関しての質問への振り返りで，セッションを始める。ときに患者が一般的な質問を延々と述べることがあるが，これはある程度のところで制限する。
- その後，セッションのテーマを示す。セッション3では，人間の脳と，大脳辺縁系に関するスライドやスケッチを用いて，双極性障害の原因について説明するとよい。こういった資料が入手できないときは，ボードに自分自身で大脳辺縁系のスケッチを描いてもよい。
- 我々は，「原因」と「誘因（きっかけ）」を2つのコラムに分けてボードに書くようにしている。また，障害の原因が何だと思うか患者に質問したり，先週の宿題を振り返りながら，セッションを始めることもある。「コルチゾン（訳注：副腎皮質ホルモン）を服用したら具合が悪くなった」「妻が私を1人ぼっちにしたので憂うつになった」などと，患者が「誘因」を「原因」と取り違えて述べることがよくあるので，こういった発言をつかまえて，我々は2つの概念の違いを説明する。
- 原因と結果を逆転するゲームは，このセッションでは非常に有益である。

- 参加者に，「自責感はいかに無益で非生産的であるか」，一方，「責任感はいかに有益であるか」を対比して示し，「自責（自己非難）対 責任感」について討論してもらう。
- 配布資料や宿題を配って，質問を受け付けるために部屋を回り，セッションを終える。

セッションのコツ

- どんなことでも軽んじてはいけない。遺伝子について話すときは，わかりやすい言葉で簡潔に説明する。参加者の中には科学知識をもっている人がいるかもしれないが，すべての人が理解できるペースで話を進める。
- 病気が遺伝性だと理解したときに，まれにではあるが，患者が反応することがある。普通は，「両親は私を産むことをためらっただろう」「両親から，家や土地ではなく，別な財産を相続してしまった」などというマイルドな表現が多いが，ときに「両親は不当なことをした。私は許さない」などと深刻なコメントを言う患者もいる。治療者は，このような可能性があることを心にとめておき，敵意のある反応が示された場合は，「子どもが父親の目の特徴を受け継ぐか，母親の頬の特徴を受け継ぐか，祖父の歩き方を受け継ぐかどうかまで，両親には決められないように，子どもがどんな病気を受け継ぐかを決めることはできません」と，簡潔に説明して話題を転換する。
- エピソードが何の誘因もなく出現しうることを説明するのは重要である。また，誘因を認識することと，だからといってそれで自分を責めることは別なことであると強調する。患者が責任を受け入れることは励ましてよいが，自責は止めなければならない。自責については，一般には情報を提供することが最も効果的であるが，ときには自責について働きかけても，すぐには改善しない場合もある。一方，共同責任感は，患者と治療者の間の治療同盟を進める動力である。刺激を受け続けると脳自身が変性して，脳に起きる反応が環境的な誘因から離れていく場合があることを，キンドリング*現象を例にとって説明することもある。この場合でも，患者には，自分でできることがあることを強調する。生物学的な見方を伝えたときに，「薬の服用以外，自分にできることはない」と患者が感じたり，「自分は犠牲者だ」などと自己正当化がみられることがある。だからといって，「環境が原因である」という言

---

*訳注：キンドリング：毎日，ある一定時間，猫などの脳（扁桃核）に電気刺激を続けると，最初は起こらなかった全身けいれんを起こすようになる。さらに，いったんこの現象が獲得されると，長期間にわたる刺激休止後も再刺激によりただちに同様な全身けいれんが誘発される。この現象を「キンドリング」と呼び，てんかん発作が再発すればするほど，発作が起こりやすくなる脳内機構を検討するモデルと提唱された。この「キンドリング」は，てんかんに限らず，双極性障害を含む多様な精神疾患の再発モデルとも考えられた。〔Post RM, Weiss SR：Sensitization and kindling phenomena in mood, anxiety, and obsessive-compulsive disorders: the role of serotonergic mechanisms in illness progression. Psychiatry 44 (3) : 193-206, 1998〕

- い方をしてはいけない。これは根本的に誤りであるばかりでなく，治療アドヒアランスの低下や，診断についての混乱や不必要な非難を引き起こす。
- 有病率のデータは常にアップデートし，双極スペクトラムのさまざまな病態の有病率も伝える。一般人口における双極性障害の有病率を4%とするデータは，最近の研究(Hirschfeld et al., 2003)によるが，我々は過去10年の間，さまざまな対象における有病率について確認するよう努めてきた。

配布資料

現在では遺伝的働きが双極性障害において基礎的な役割を果たすことがわかっており，障害の根本的な原因は遺伝子によると言えます。この考えに戸惑う方もいるでしょう。というのは，障害が子どものときには現れず成人期になってから出現したり，家族には似た状態がみられなかったりするからです。障害を起こす遺伝子がある場合でも，障害が生じるのには，一定の環境的要因の影響があります。このことが，生まれてすぐに障害が出現しない理由です。また，家族的な背景があっても，患者さんがその事実を知らない場合もあります。社会的な偏見のために，多くの家族が，病気を隠そうとしたり，治療を受けさせなかったりしてきたからかもしれません。遺伝については，遺伝子が突発的に変化する突然変異という現象があり，これが，家族に双極性障害がみられない人に，病気が出現する場合の説明です。

感情的な不安定さが出現しがちな思春期頃から双極性障害の出現が始まり，成人期に，うつ病相または躁病相が最も明確にみられます。最初のエピソードの出現は，ほとんどの場合50歳未満です。

多くの場合，最初のエピソードは，環境的なストレス状況の後に起こります。ただしこの後，環境的，心理的要因とは別に，気分を調節する生物学的メカニズムの不安定さが生じ，通常気分からのずれが発生します。

再発の度にストレスに対する脆弱性が高まり，中には急速交代型といって憂うつと高揚が頻繁に(年4回以上)出現する人もいます。

要約すると，遺伝的要因が疾患の原因であり，他方でストレスの影響があります。遺伝的要因は根本的なもので重要ですが，ストレス要因が障害の発症を促したり，後のエピソードのきっかけになります。誘因としては親族の死や転職の他，昇進や転居など，必ずしも不快や傷つきを伴わない出来事も知られています。

双極性障害は男性より女性に少し多くみられますが，急速交代型は女性の患者にはるかに多くみられます。

一生の間に，100人のうちおよそ4人が双極性障害にかかります。親族にこの障害の人がいると，病気になるリスクはもう少し高くなります。最初のエピソードは，男性では躁病エピソード，女性では大うつ病エピソードが多いようです。

> **宿題2**
>
> 今までに軽躁病または躁病エピソードと診断されたことがありますか？ そのときのことについて，どんなことを覚えていますか？ あなたの行動，思考，感情がどのようだったか，書き出してしてみましょう。

訳者からのワンポイント・アドバイス②

双極性障害の発症の原因，遺伝と環境の関与についての補足

　本書のセッション3では，「病気が遺伝性（p.50）」「遺伝的要因が疾患の原因（p.51）」といった記載があります。本書の著者は，「一定の環境的要因の影響があります（p.51）」とも述べていますが，患者さんやご家族を含む読者に「双極性障害は遺伝性疾患」との誤解を招きかねないと思われます。そこで，「双極性障害の発症に関わる遺伝と環境」について，補足させていただきます。

　確かに，双極性障害の患者さんの血縁関係にあるご家族は，一般人口に比べて，より高い頻度で双極性障害を発症することが報告されています。しかし，患者さんとご家族は，遺伝的要素と同時に環境的要素も共有しています。したがって，この結果だけで，遺伝と環境のどちらが双極性障害の発症に関係するかを明らかにすることはできません。

　病気の発症に対する遺伝的要素の影響は，双生児（ふたご）について調査することで，より明確にすることができます。つまり，遺伝的にほぼ同一と考えられる一卵性双生児と，遺伝的には50％の類似性があると考えられる二卵性双生児について，ある病気の発症頻度を比較することで，その病気の発症に対する遺伝的要素と環境的要素の影響を推測できます。

　具体的には，遺伝的要素だけで生じる病気では，一卵性双生児の一致率（双生児の両方が同じ病気をもつ）は100％になるはずです。また，環境的要素だけで発症する疾患ならば，一卵性と二卵性の一致率に差がないはずです。双極性障害では，一卵性双生児の一致率は100％ではありませんが，二卵性双生児の一致率より高くなります。その結果，双極性障害は，遺伝も環境も発症に関係する病気と考えられます。また，一卵性双生児と二卵性双生児の一致率の差をもとにして，発症に遺伝的要素が関与する強さを計算することが可能です。気分障害の中では，双極性障害の遺伝率は大うつ病性障害よりは高くなります。したがって，双極性障害の発症には，大うつ病性障害に比べると，遺伝の影響が強いと考えられます（図）。

　すなわち，双極性障害は，遺伝のみ，または環境のみで発症が決まるわけではありません。しかし，患者さん，ご家族，そして一般的には，「双極性障害は遺伝性疾患である」とか「親の育て方のせいで双極性障害が発症した」という極端な考え方がみられることがあります。このような「誤解」が生じ，そのことで悩んでおられる方が多い状況を考えると，双極性障害を含む精神障害に関して，心理社会的なサポートの元で，正確な遺

伝情報をお伝えする「遺伝カウンセリング」を実施することが重要だと思われます。

特に，本書のセッション11（p.99）で触れられている「自分は双極性障害にかかっているけれども，子どもを作ってよいだろうか？」「子どもは将来，双極性障害になるのだろうか？」といった疑問に対応するうえで，「遺伝カウンセリング」は大変重要です。

[参考文献]
・尾崎紀夫：精神科臨床における遺伝カウンセリング．精神神経学雑誌 109（8）：786-796, 2007

（尾崎紀夫）

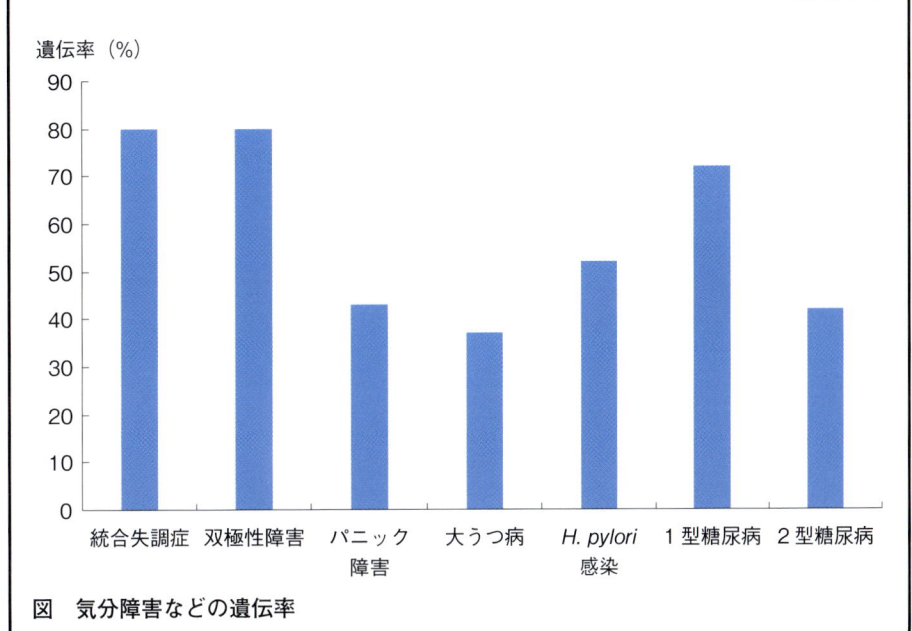

図　気分障害などの遺伝率

セッション 4 症状 I：躁と軽躁

目標

セッション4の目標は，躁病または軽躁エピソードが何かを説明することである。躁と軽躁は似た状態なので同じセッションにしている。臨床的，治療的，心理社会的には，混合性エピソードはうつよりも躁に近いので，このセッションに含めるべきであるともいえるが，時間的制約と，うつの説明の前に混合性エピソードを説明するのは難しいことから，混合性エピソードについてはセッション5（p.59）で説明している。このセッション4では，躁病または軽躁エピソードへの気づき方を教えるのではなく，むしろ躁病または軽躁エピソードが何であるかを簡潔に示す。一方，再発のサインについては，話を棚上げにせず，起こりうる症状について明確に説明する。

セッションの流れ

- いつものように，気楽に前回のセッションについての質問をしてグループをほぐす。
- ウォームアップの後，躁病（mania）という単語が何を意味するか，質問する。多くの専門家が思うより，患者は混乱していて，たとえば躁（manic）と狂気（maniac）を混同していることもある。そこで，「躁病にかかっている患者は，狂気（maniac）ではなく，躁（manic）なのです」という初歩的な説明から始める。この違いは専門家にとっては当たり前だが，患者にはそうではなく，患者が自分の診断を正しく理解し，受け入れするためには重要である。
- さらに，躁または軽躁になったことがあるかと質問する。反発する質問がされる前に，「答えるのが義務ということではありません。また，答えていただいた場合も，それはよい，悪いということではありません」と明確にする。このように話すと，この質問やその他の質問によって，気恥ずかしく思っていることについての回答を強要されたと，患者が感じなくてすむ。本人が同意すれば，宿題をやってきた患者に書いてきたことを読んでもらう。
- 躁や軽躁についての説明を始める前に，患者がもっている症状（表-5）について，1人ひとり尋ね，答えをボードに書きだす。患者が積極的に参加している場合は，自発性に委ねておいても，症状が思い浮かんだ参加者が発言してくれる。

表-5 よくある躁症状と双極性障害患者に症状が出現する割合

症状	双極性障害患者に出現する割合（%）
活動性の増加	100
高揚した「高い」気分	90
睡眠欲求の減少	90
多弁	85
思考奔逸	80
自尊感情の肥大	75
注意散漫	65
性欲亢進	60
易刺激性	45
精神病症状	40
アルコール乱用	35

　一方，グループへの参加にばらつきがあり，2～3人の患者が話し続け，残りの人が黙っているときは，左側の参加者から始めて時計まわりに回るよう，グループの流れを変える。参加者全員が躁か軽躁の症状を述べるべきであり，すべての症状が余すところなく述べられるまで患者に話してもらう。間違えてうつの症状を述べられたときは，治療者が修正するか，グループが修正してくれるように働きかける。
- その後，配布資料を示す。
- オープンなディスカッションや質問の時間を設ける。
- 配布資料や宿題を配り，セッションを終了する。

セッションのコツ

- まず，躁や軽躁の病的性質を強調するべきである。というのは，患者はしばしば軽躁を「天の祝福」とか「贈り物」だと思っているからである。我々は，次のように話している。
  - 軽躁の間に，患者さんがまずい決定をすることが，よくあります。
  - 軽躁の症状のすべてが快適なわけではありません。神経過敏，急速な思考，落ち着かなさで苦しむ患者さんが，たくさんいます。
  - 軽躁の後，より多くの苦痛を伴う躁，混合，うつなど別のエピソードが起きます。
- 軽躁と病的でない幸福感を区別するようにアドバイスする。患者自身に，2つの状態の例をあげてもらいながら，治療者が次の違いについてコメントする（Akiskal, 1997より修正）。
  - 軽躁には明白な原因がない。原因があったとしても，度合いが原因に対して不釣り合いである。幸福感には，普通理由がある。
  - 軽躁は不安定であり，意見に反対されるとイライラして，敵意を表す。幸福感では，そのようなことはない。

・軽躁は，自己服薬や鎮静薬・アルコールの乱用を引き起こす。
・軽躁は人の思慮分別を減弱させる――幸福感はそうではない。
・軽躁はしばしば，その前か後にうつがみられる。
・軽躁は繰り返すが，残念なことに，幸福感はそうではない。

●症状をボードに書きだす際には，医学用語と患者の表現の両方を用いる――聞こえる声/幻聴，"素早いアイディア"/思考奔逸など。これは重要である。というのは，一方では患者にぴったりくる言葉を用いるべきであるし，他方では患者に医学言語を理解させたいからである。診断書などの文書に，理解できない医学用語が並んでいるのをみて，途方にくれている患者は多い。

●躁病または軽躁エピソードを満たすためには，基準に書いてあるすべての症状が出現している必要はないことを強調し，患者の言い訳を避ける。「睡眠時間は短くなって，少しイライラや不安があるけれど，浪費などはしていませんから……」などと言い訳するとき，すでに新しいエピソードが始まっていることがある――障害に関する知識が，このように，かえって疾病否認に用いられることもある。

●精神病症状については，社会的なスティグマの問題があるので慎重に対処し，双極性障害の他の症状に比べて，精神病症状をことさら強調しないようにする。半数近くの患者に精神病症状がみられるので，精神病症状のない残りの患者が，彼らを重症と決めつけたり，笑ったり，避けたりしないように注意をはらう。このような反応は，心理教育のグループで現れがちであり，治療者は速やかにやめさせなければならない。

●精神病症状は，患者と専門家の双方に診断上の混乱を引き起こすので，双極性障害と精神障害（たとえば統合失調症）との違いを，スティグマを強化することなく説明する。精神障害への恐怖やスティグマをあおらないように，「統合失調症は，欠陥を生じさせる重症な障害です」などという表現は絶対に避ける。「双極性障害と統合失調症はある種の症状（精神病症状）を共有する2つの異なる障害です――インフルエンザと感染症が発熱などの症状は同じですが，病気としては別なのと同じです」といった説明で，患者は納得する。

●多くの患者が質問する別のデリケートな話題は，精神病症状と宗教上の信条である。よくある質問は，「聖母マリアや神の出現は，幻覚なのか，宗教的な啓示なのか」ということである。これらの質問に答えるときは，宗教を信仰している人に不快を与えないように，注意を払わなければならない。「啓示」が単独で出現しており，他の症状を伴わないなら（こういうことはめったにないが），精神医学的な現象ではなく，神学の問題かもしれない。しかし，神秘的で宗教的な高揚が躁病エピソードの症状の一部であり，躁が治ると，これらの現象も消えてしまうほうが普通である。このことを友好的に説明するために，少しユーモアを交えて，「皆さんが，お祈りの中で神様に話しかけることは，なんの問題もありません。でも，神様の答えが現実の

声として聴こえてきたら少し心配です」などと伝える。

配布資料

　すでに説明したように，双極性障害では，うつエピソード，症状安定期，高揚エピソードが繰り返されます。今日は高揚エピソードについて考えてみましょう。高揚エピソードは，程度によって躁か軽躁と呼ばれます。

　躁では病的で高揚，いらいらした状態が持続し，増大した自尊心，睡眠欲求の減少，多弁，思考奔逸，注意散漫，精神運動性の焦燥，リスクの過小評価，まずい結果になるリスクが高い快楽活動へののめりこみなどの症状がみられます。精神科の診断では，症状がすべて同時に現れるとは限らなくて，たとえば悲哀感を伴わないうつがみられるのと同じように，高揚よりもいらいらや怒りが目立つ躁もあります。

　躁病エピソードの最も典型的な症状の1つは自尊心の増大で，自己批判に欠けた自画自賛から始まり，誇大妄想にいたることもあります。たとえば，何も知らないことについて助言したり，小説を書き，交響曲を作り，実用的ではない発明を発表したりします。「自分が，神，政治家，宗教家，芸能人と特別な関係にある」「何らかの特殊な力をもっている」とか，「自分は篤志家である」などという，妄想的な誇大感もみられます。

　睡眠欲求の減少は非常によくみられ，病気の間はたいてい，エネルギー満々で普段より数時間早く起き，自分にはエネルギーが満ち溢れていると感じます。睡眠障害が重症になると，疲れを感じることなく，全く眠らずに数日間過ごすこともあります。

　また話し方は，多弁，早口，さえぎるのが難しい，大声で話すという感じになり，冗談，だじゃれ，ふざけた言い方がみられます。芝居がかった演技的な態度や歌がみられることもあります。気分が怒りっぽいときには，不満や敵意が強く訴えられます。

　思考速度が増加し，「2つか3つのテレビ番組を一度に見ているようだ」と述べる患者さんもいます。思考が，言葉に置き換えられて理解されるよりも速く動き，完全に支離滅裂になってしまうこともあります。

　性欲亢進も珍しくありません。性的行動のリスクをきちんと評価できなくなるため，躁病エピソードの間に，多くの性的関係，乱交，その他通常はみられない性的行動が生じ，パートナーとの関係が崩壊することもあります。

　誇大，根拠のない楽観主義，尊大さ，軽率な判断といった症状のために，コントロールがきかない買い物や馬鹿げた投資がみられます。「不要なものをたくさん買う」「高価なアンティークを購入する」「同じ靴を20足揃える」などです。

　躁病エピソードの患者さんは，自らが病気であることを認めず，治療に抵抗しがちです。自分の行動を正当化し，思いつきで他の街へ旅し，派手な化粧や外見，性的なニュアンスをもった不適切な装いをします。何も知らないことに助言したり，お金を

出したりといった，理解できない行動をとります。また，病的なギャンブルや反社会的行動，有害物質の乱用がみられることもあります。倫理への思慮が失われ，他人の感情に注意を払わなくなります。

　自分に対立する意見に，怒りや拒絶を示し，器物損壊や暴言，暴力がみられることもあります。ただ，「躁」は警戒的に報道されがちですが，躁病相における重大な攻撃性はまれです——大衆が信じ込んでいるのと違って，躁は通常，危険，暴力的なものではないのです。

　躁病相の間に，精神病症状が現れることがあります。症状は2種類に分かれます。幻覚は，「対象がないのに生じる知覚——いないはずの物や人が見えたり，声が聞こえたりする症状」です。妄想は，「現実的な理由に反して，不合理で根拠がないことを確信する症状」です。たとえば，「今までに学んだことのない言語を流暢に話せる」「KGB（訳注：ソ連国家保安委員会）によって追跡されている」「FCバルセロナ（訳注：スペインのサッカーチーム）が次のフォワードとして，自分に数百万ドルの契約を申し込んできた」などです。

> **宿題 3**
> 　今までに，うつ病エピソードまたは混合エピソードと診断されたことがありますか？　そのときのことについて，どんなことを覚えていますか？　どのように行動したか，どんな思考や感情を抱いたか，書き出してみましょう。

セッション 5 症状Ⅱ：うつ病と混合性エピソード

目標

　セッション5の目標は，「うつ病は環境によって起きるのだから，専門家に頼らずに自分で解決しなければならない」といった世間にありがちな誤解から患者を引き離し，うつ病は医学的な病気であることを理解させることである。そのため，「うつ病は，生物学的な原因が明らかであり，薬物療法を必要とする病気です」と上記とは逆のメッセージを伝え，正常な感情と病的な現象の区別について説明する。

セッションの流れ

- 挨拶の後に，前回のセッションについて質問がないか患者に尋ねる。
- セッションを始めるときに，不適切に「うつ」という言葉を使っているニュースを読むとよい―たとえば「マンチェスター・ユナイテッド（訳注：英国のサッカーチーム）は11月のうつに入った：5連敗（Manchester United Goes Through November Depression：Five Defeats Straight）」「カティアは Big Brother（訳注：英国のゲームショーで，プレーヤーが追い出されるルールがある）から追い出されて，うつになった（Katia, Very Depressed After Being Eliminated From Big Brother）」。報道における精神医学用語，特に「うつ」という言葉の影響について，患者に意見を述べてもらう。そして，うつ病の医学的概念について「生物学的な病気であり，誘因なく発症することもある」と説明する。
- セッション3（p.49）で双極性障害の原因や誘因（きっかけ）の違いについて説明しているので，うつについて話す際に，以前の説明を振り返るとよい。というのは，多くの患者は，躁病エピソードよりもうつについて，原因を心理的なものと考えがちだからである。自分のうつがパートナーや職場との問題の結果であると思っている患者は多い。患者がこう述べたときに，次のような別の見方を提示する。「仕事を失った，妻があなたを1人ぼっちにしたからうつになったのではなく，うつだったから仕事と妻を失ったのではないですか？」。
- もう1つの基本的な問題は，うつと強い悲哀は同じでないことを理解させることである。双極性のうつでは，（単極性のうつに特徴的な）希望のなさや絶望はあまりみ

表-6 よくあるうつの症状と双極性障害患者に症状が出現する割合

症状	双極性障害患者に出現する割合（％）
悲哀	86
エネルギーの喪失	86
集中困難	79
否定的認知	64
睡眠障害	57
興味の喪失	57
体重減少	43
落涙	43
食思不振	36
身体症状	36
易怒性	29

られない。一方，認知よりも，アパシー，エネルギー低下，過眠などの行動の変化がよくみられる。患者が，「悲哀がなければうつではない」と思いこんでいると，うつになったときに助けを求めないので，「悲哀のないうつ」について注意を喚起する。双極性のうつでも悲哀が存在するが，必ずみられるわけではない。

- 「質問に答えることは任意です」と話したうえで，患者のうちの何人がうつにかかったかを尋ね，宿題をやってきた患者の中から有志に発表してもらう。病歴にうつのエピソードが記録されているにもかかわらず，「今までにうつになったことがない」と言う患者もいる。これは，エピソードを忘れているためとか，行動に症状が現れるうつの場合，身体的な病気と結びつけるためである。

- その後，患者に順番に，うつ病の症状（表-6）をあげてもらい，ボードに書きだす。前回のセッションと同じく，臨床用語と患者自身による表現を並べる。

- 症状のリストが完成したら，次に，症状と病的でない気分の変化とを区別しながら，症状の成り立ちを説明する。たとえば，アンヘドニア（楽しみの喪失）についての説明では，憂うつでも愉快な活動を楽しめる場合もあるが，楽しみの喪失が出現すると，どんなときにも，どんな活動も楽しめなくなることを説明する（他の症状が随伴しているときのほうが楽しみの喪失の評価は容易である）。疲労については，「うつのときの疲労感は労作と結びついておらず，通常の疲労が身体的な活動の後に起こるのとは異なります」と説明する。悲哀感自体は正常な感情としても起きるが，これが病的なうつの一症状として起きるときは，刺激と釣り合いがとれず，時間が経っても改善しない。希死念慮は，正常と連続性のない唯一の症状で，これが存在すれば，うつ病エピソードの可能性を考えなければならない。

- セッションの終わりに，ディスカッションを行う。うつのとき，どう感じたかを説明したがる患者は多い。なぜなら，一生で初めて，自分と同じ苦しみをくぐり抜けてきたメンバーと一緒にいると感じるからである——こういった体験を，治療者と分かち合うことはできない。

セッションのコツ

- うつのときに怠け者だと言われて苦しんだことがあるか，うつ病エピソードが患者の家族，社会，職業との生活にどんな影響を及ぼしたかについて患者に話してもらう。うつに関する個人的な経験の共有そのものが，グループの目標というわけではない。しかし，うつを経験した患者は大抵，治療者に「あなたは私のようにうつになったことがないから，決して，私のことが本当にはわからないでしょう」などと言う。そこで我々は，「あなたのようにうつになった人と，うつについて話し合いましょう」と勧める。これによって，多くの双極性障害患者が安心し，孤独感が軽減し，うつを障害の一部としてとらえ，グループのメンバーと症状や経験を共有するようになる。「あなたはこれがどんなことかわからないのだから，私を助けられない」と言う患者に反論することは，初心者の臨床家でもできるが，だからといって患者の感じ方や発言を否定できるわけではない。「患者がどう感じているか，治療者は正しく理解できない」という感情は，治療の内容が薬物療法か精神療法かに関わらず，抑うつ状態にある患者を「治療は無意味だ」という否定的な考えに陥らせる。そして患者は，「うつは大した病気ではない」とか，逆に「うつは回復しない」と考えてしまう。他の患者との話し合いは，こういった否定的な考えを防ぐのに有効である。
- 患者はうつの苦しみに加えて，周囲から「弱い」「怠けている」と責められており，うつの病的性質に関する説明は罪責感を和らげる。一方，罪責感の重荷を取り除くプロセスで，周囲への怒りが生じることがある。この怒りを切り換えるためには，患者自身がうつがどのようなものであるか知らず理解していなかったように，家族や友人もうつについて専門家であるとか，熟知しているわけではないことを指摘する。
- うつと睡眠の問題についてコメントした後，睡眠の治療的効果について説明する。9時間の睡眠を確保すると，うつ病エピソードを克服するのに役立つので，このテーマは後のセッションでも取り上げる〔ユニット5(p.140)参照〕。
- 自殺についてはオープンに議論し，自殺を哲学や文学の問題ではなく，うつの1つの症状として説明する。自殺は権利ではなく障害の結果であることを説明し，尊厳死のような異なった問題（この問題をもち出したがる患者が時々みられる）と自殺を結びつけないように働きかける。我々がグループの目標としているわけではないが，患者自身が自殺願望について話し合い，いろいろな自殺願望を比べることもある。今までに心理教育を受けた200人以上の患者の，誰1人として自殺をしていない。講義で教えられたことではなく，同じニーズをもつ患者と専門家との毎週のミーティング（結びつき）が，自殺への予防効果をもつように思われる。

配布資料

　うつ病エピソードでは，抑うつ気分または活動に対する興味や喜びの喪失があり，それが少なくとも2週間以上続きます。ある状態を，単にいやな出来事による悲しみや心配ではなく，うつ病と診断するには，悲哀感や易刺激性に加え，食欲や体重の変化，睡眠パターンの変化（一般的には過眠ですが，不眠のこともあります），動作の緩慢，疲労，興味の喪失，エネルギーの低下，劣等感または罪業感，思考困難，集中困難，決断困難，希死念慮や自殺願望のうち4つの症状がみられなければなりません（**表-7**）。

　うつ病の人は自分の気分を，悲しく，希望がなく，ブルーで，「井戸の中に閉じ込められたような状態」と述べます。双極性のうつの場合は，悲哀ではなく，抑制，感情的な空虚さ，無関心，無力感もよくみられます。

　不安はよくみられます。また，抑うつ状態だと，身体的な愁訴（不快感や身体的な原因のない痛み）を普段よりも強く感じます。易怒性が高まり，怒りが続いたり，他人を侮辱したり，重要でないことに欲求不満を示す人もいます。

　このように，双極性のうつの症状には，さまざまな取り合わせがありますが，同じ病気です。

表-7　うつ病相の症候と特徴

	症候	特徴
行動	不眠/過眠 食思不振/亢進 身体的不快感 運動抑制 不穏 疲労 無気力 性欲低下 エネルギー低下	不穏，まれに焦燥がみられ，仕事や学業のパフォーマンスが下がり（活動低下），社会や家族から遠ざかります。不穏やうつが重くなると，寝たきりやうつ病性昏迷，自殺未遂がみられます。喜びや満足を感じたり体験したりできなくなり，物事への興味が失われます。
思考	緩慢 集中力低下 記憶力低下 注意力低下 不安 希死念慮 妄想的念慮 幻覚 悲観	より緩慢で否定的な内容をもつ行動。過去，現在，将来への悲観的な見通し，評価されていない感じ，罪責感。重篤な場合は，役立たず，罪業，身体障害という妄想の念慮や罰されるべきだという確信がみられます。記憶力低下，注意力低下，集中力低下。
感情/敏感性	憂うつ 悲哀 易刺激性 空虚感 無関心	悲哀は無関心や無気力，落胆として，または不安や易刺激性として表現されます。「感覚が麻痺した感じ」が現れる場合もあります。

興味の喪失やものごと楽しむ能力の喪失は，ほとんどのケースでみられます。抑うつ状態にあるときには，趣味，映画館や劇場へ行く，散歩に行く，家族や友人と集まるなど，普段は楽しい活動への興味がなくなります。うつが終われば戻りますが，多くのケースで，性欲の低下や無関心がみられます。食欲を喪失して食べるのに苦痛を感じる例もありますし，食欲が増進してキャンディやチョコレートを過食する例もあるので，体重低下と増加の両方の変化がみられます。

　睡眠の変化は非常によくみられます。寝すぎ，過眠，日中の強い眠気，夜中に目が覚めてなかなか寝付けない（中途覚醒），ぐっすり眠れない（熟眠障害）などの症状がみられます。

　精神運動性の変化では，長時間腰かけていられない，不安，神経質な手の動きなど，落ち着かなさがよくみられますが，言葉，思考，動作，声の調子がより緩慢になることもあります。

　エネルギーの欠如，倦怠感や疲労感はとてもよくみられます。運動をしていないのに持続的な疲労を感じ，簡単なことにも大変な努力を要します。日常的なことを行うのが困難になり，たとえば入浴や身づくろいでくたくたになるので，行われなくなりがちです。

　自分は役に立たないとか罪深いという感情から，否定的で非現実的な自己評価，罪悪感，過去のささいなミスへの過度な心配などが生まれます。些細な出来事を自分の個人的な欠点の証拠であると見なし，単に運が悪かったことに対しても，過度な責任感を示します。

　死や自殺に関する考えも，とてもよくみられます——双極性障害の患者の1/3が人生の中で一度は自殺を試みています。他のセッションでも説明しますが，希死念慮は常に病気の症状です。うつの患者が自殺未遂してしまうのは，あることに直面したときに，それを克服できない障害と信じこんだり，自分の苦痛に満ちた状態は永遠に治らないと誤解するからです。

　うつ病エピソードの前に，愛する者の死や離別のような心理社会的ストレス要因がみられることがあります。これらの出来事はうつ病エピソードの誘因ですが，原因ではありません。これらのエピソードはストレス要因なしに自然に起こることもよくあります。出産は，躁エピソードだけでなく，うつ病エピソードの誘因になります。月経周期がきっかけになることもあります。

　混合病相は，厭世感，希死念慮，無力などの抑うつ的な症状と，興奮，落ち着きのなさ，急速な思考などの躁的な症状が混在した状態で，大抵は易刺激性，不安，情緒不安定，落ち着きのなさがみられます。

訳者からのワンポイント・アドバイス③

混合性エピソード

　本書のセッション5においては，「うつ病」「うつ」「うつ状態」「うつ病エピソード」および「混合相」「混合性エピソード」についての主とした症候学的な解説がなされています。その中で「うつ病エピソード」に関する記述は多くありますが，「混合性エピソード」についての記述は最後の数行にとどまっています。

　混合性エピソードの記載が少ないのは意図されたものなのかは不明ですが，現在のDSM-IVにおける双極性障害についての「うつ病性エピソード」「(軽)躁病エピソード」および「混合性エピソード」の症候学的な視点に立ったカテゴリカルな分類については，現在の精神医学上の大きな議論点の1つになっていますので，下記に現状の問題点についての若干の解説を加えたいと思います。

1. 混合病相について

　DSM-IVにおいては，混合性エピソードは，「少なくとも1週間の間ほとんど毎日，躁病エピソードの基準と，大うつ病エピソードの基準をともに満たす」と記載されており，また混合性エピソードは，双極I型障害でのみ規定されているものでした。

　元来，混合性という概念は，1913年にKraepelinが改訂をし続けていた精神医学の教科書の中で最初に提唱したものであり，彼の提唱した混合状態の理解は，双極性障害で認められる症候を「思考」「気分」「意思」の3つの軸で，活動性が高いか低下しているかで2つに分け，よって全体として，2×2×2＝8型の状態を規定したものです。彼は純粋の躁状態（思考＋，気分＋，意思＋）とうつ状態（思考－，気分－，意思－）の2型を除いて，残り6状態が混合状態という定義を行いました。

　最近になってからの混合状態の定義は，主として，「agitated depression」および「dysphoric mania」の2つの状態を混合状態として定義するかどうか（混合性エピソードの中にどのように取り込むか）が大きな問題点になっています。DSM-IVにおいては，大うつ病エピソードの診断基準の中に，agitationの項目が記載されており，また躁病エピソードの中にも，同時にagitationの基準が記載されているため，agitationという症候のみでは混合病相を診断する根拠とはなりません。一方，dysphoriaという概念は，DSM-IVにおいては躁病エピソードにも混合性エピソードにも記載されておらず，これらのことからも，混合性エピソードの定義が，DSM-IVにおいては，曖昧かつ不十分であることが多数指摘されてきたという経緯があります。本章が書かれた時期には，DSM-5改訂の具体的なプランがいまだ提示されておらず，そのためセッション5の混合性エピソードの記載が不十分になっていることも考えられます。

2. DSM-5について

　DSM-5は，APA（American Psychiatric Association）が発表している現在のタイム

ラインにおいては，2013年の5月（サンフランシスコにおいてAPAの総会が開催予定となっている）に全貌が発表されることになっており，現在はホームページ（www.dsm5.org）にてそのドラフトが発表されています。双極性障害については，すでにドラフトとしての発表はなされており，その主な変更点を以下に述べたいと思います。

まず第一に，混合性エピソードの定義の仕方が変更されています。混合性エピソードとして規定されるのではなく混合性の特徴として，特定項目となりました。これによって，（軽）躁病エピソード，うつ病エピソードに対しても，特定項目として，混合性の特徴を適用できるようになっています。また，DSM-IVにおいては，時間的な同時性が定義の中で厳格に規定されていましたが，「比較的同時に起こり，時間的に近接して出現する場合」も，混合性の特徴を特定項目として適応できるようになっており，躁とうつの時間的な交代性も混合性の特徴として認められるような状態となっています。また，上記のようなdysphoriaは混合性の診断項目の中に新たに記載されています。しかし，agitationの診断項目は，DSM-IVから変更がなく，agitated depressionは，混合性の特徴には入らず，うつ病エピソードとして診断されることになっています。

また，診断カテゴリーとしては，混合性の特徴は「大うつ病性障害」「双極I型障害」「双極II型障害」に適応可能になっており，DSM-IVにおいては，混合性エピソードが「双極I型障害」においてのみ定義されていた状態から大きく変化し，臨床現場の状況により近い診断基準になったと考えられます。

DSM-5においても，まだ解決されていない問題点はありますが，今回の改訂が，症候学的なカテゴリカルな診断基準としては最後のものになる可能性が高いとも指摘されています。当初は生物学的なマーカ，画像，遺伝子，病前性格などの因子が採用されるのではないかという評判が高かったのですが，DSM-5ではやや時期尚早と判断されたようです。また，DSM-5においては，結果的に混合性の適応範囲が拡大しており，加えてDSM-IVから継続してうつ病，躁病の中核概念が曖昧であり明確でないままであることとも相まって，気分障害の診断自体に新たな混乱が生じるのではないかという懸念も表明されています。

いずれにせよ，セッション5におけるうつ病エピソード，混合性エピソードの部分は，今後数年で大きく概念が変化する部分であり，その状況に合わせて本文の解釈，技法の適応などを考えていかなければならない部分だと考えられます。

3. Dr. Vietaとのディスカッション

Dr. Vietaの来日時（2012年2月）に，「躁病エピソード」「大うつ病エピソード」「混合性エピソード」に関する考えについて，DSM-5の動向を踏まえて議論をする機会がありました。彼は，DSM-5の混合性の特徴が，単極性うつ病，双極性障害の躁病エピソードおよびうつ病エピソードの特定項目になること自体には，DSM-IVの診断基準よりも改良されている点を認めたうえで，躁病エピソードとうつ病エピソードの中核症状については，「うつ病エピソードはすべての感情の動きがなくなる，あるいは抑制される状態であり，躁状態はすべての感情が賦活されて活動的になる状態である。よって，躁状態の時に悲哀を示すと，DSM-IVおよびDSM-5を含む米国式診断においては，混合

性エピソードまたは混合性エピソードの特定項目がついてしまうが，混合性という概念を持ち出さなくても躁病と診断してよいのではないか」との発言があり，混合病相の拡大には，批判的な印象があったことを付記しておきます。

(川嵜弘詔)

セッション 6　経過と予後

目標

　セッション6の目標は，双極性障害が慢性の経過をとり再発がありうることを説明し，原因と誘因（きっかけ）との違いについて再度明確にし，気分チャートの習得を通じて，障害が繰り返す傾向を，患者に自分自身のこととして認識してもらうことである。

セッションの流れ

- このセッションから，ライフチャートの作り方と6~7個のライフチャートの例を載せた手引きを用意する。手引きは，セッションの前に患者の椅子に置いておくか，セッション開始時に配布する。
- 前回のセッションの内容についての質問を促し，いつものようにセッションを始める。セッション5でうつについて話し合ったので，一部の患者が強い苦痛を感じたり，うつ病エピソードの不快な傷ついた経験を思い出すことがある。このような場合は，セッション6の内容を翌週に先送りして，前回のミーティングで生じた感情を取り扱う。我々の最終的な目標は知識を伝えることではなく，再発を予防することである。患者が苦痛を感じている状況では，プログラムを計画通りに実施することにこだわらず，うつの経験のようなデリケートな話題に，もう1セッション使うほうが有益である。
- 上記の状況がなければ，患者に「今日は違うことをしましょう，病気をチャートで表してみましょう」と告げる。こう言うと，大抵の場合，患者は興味を示す。
- ボードを使ってライフチャートがどのように作成されるか，参加者に説明する〔（図-3（p.73）参照〕。
- 初めにチャートを使って，双極性障害の4つの型〔気分循環性障害，双極Ⅰ型障害，双極Ⅱ型障害，統合失調感情障害（双極性）〕の違いについて説明する（図-1）。
- 次に，参加者と一緒に，仮想の患者のエピソード，誘因，経過，治療を表すチャートを作成する。この作業は，患者が今までのセッションをどう理解しているかをチェックするのに役立つ（図-2）。

(A) 気分循環性障害

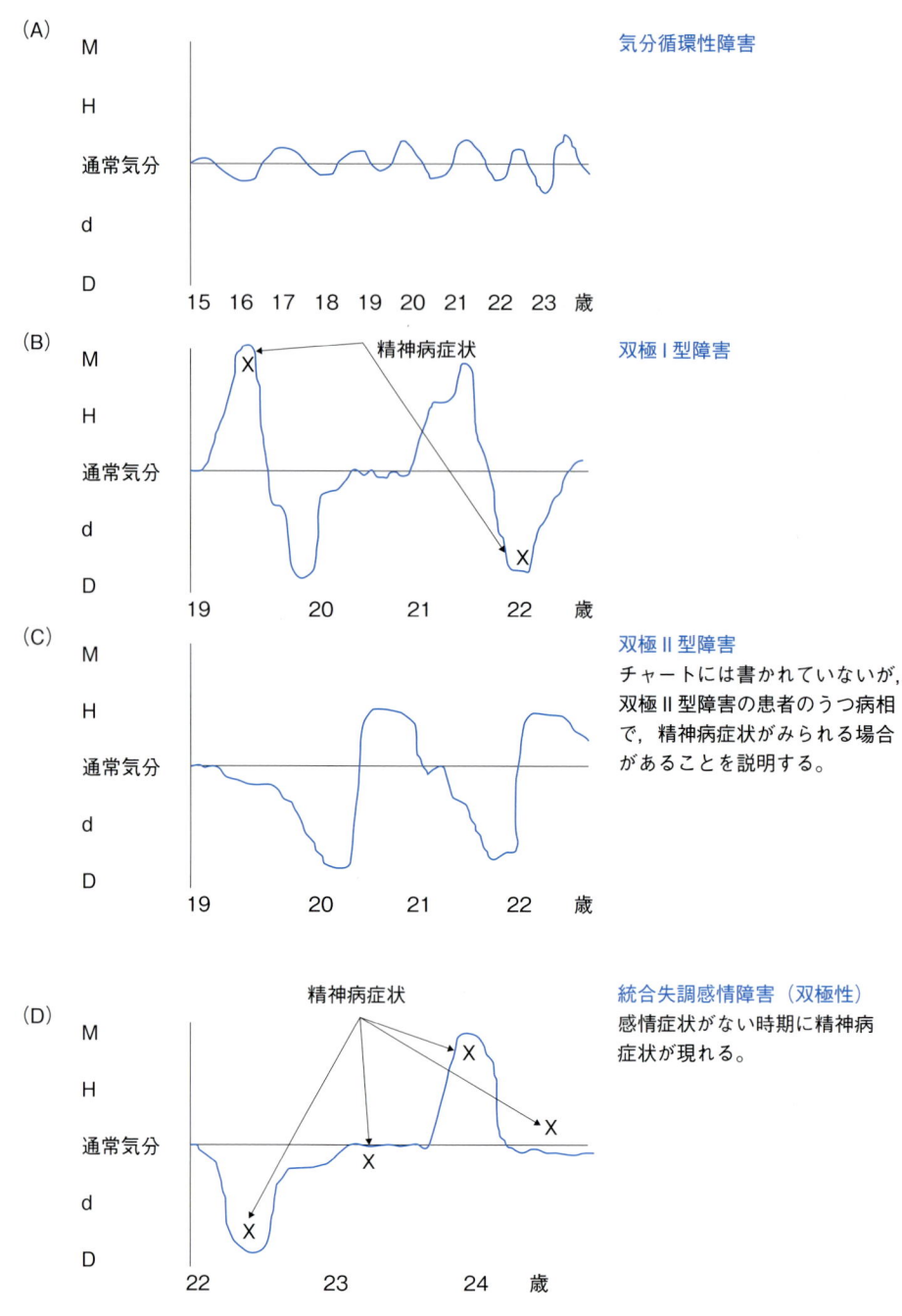

(B) 双極Ⅰ型障害
精神病症状

(C) 双極Ⅱ型障害
チャートには書かれていないが，双極Ⅱ型障害の患者のうつ病相で，精神病症状がみられる場合があることを説明する。

(D) 統合失調感情障害（双極性）
感情症状がない時期に精神病症状が現れる。
精神病症状

図-1 双極性障害の 4 つのタイプのライフチャート
（d：軽度のうつ，D：重度のうつ，H：軽躁，M：躁）

● 次に，手引きの中のライフチャートから何がわかるかを，患者に説明してもらう。例は，幅広いケースからなっているとよい。我々の例は以下のとおりである。
　・例 1：若い患者で，アルコールやコカインの使用がきっかけで躁が再発していた。治療開始後も，有害物質の使用をやめなかったために，再発が続いた。後に有害

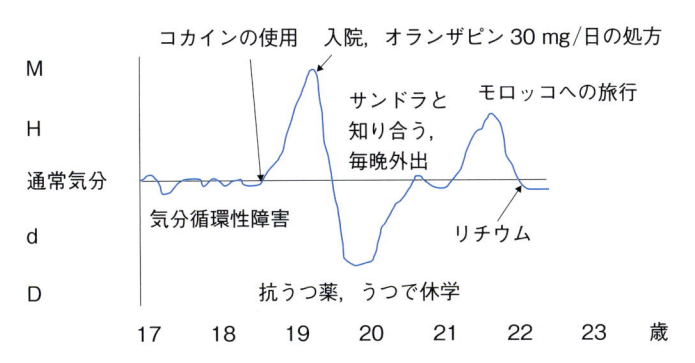

図-2　誘因，治療，出来事を書き入れたライフチャート
（d：軽度のうつ，D：重度のうつ，H：軽躁，M：躁）

物質の使用をやめ，抑うつ状態や軽躁状態はなおみられるが，経過は落ち着いてきている。

- 例2：単極性うつ病として数年間治療を受け，抗うつ薬のみを処方されてきた患者。抑うつ状態のときにだけ受診し，急速交代型に進展したが，気分安定薬で経過は落ち着いた。毎年クリスマス頃にうつ病エピソードがみられ，夏には「喜びにあふれる」状態になる。
- 例3：明らかな双極Ⅱ型障害の経過で，うつ病相では精神病症状がみられるが，治療で安定する。
- 例4：薬物療法中断後，躁病エピソードと自殺企図を伴ううつ病エピソードで何回か入院歴がある若い患者。長期入院の後，ようやく治療の必要性を理解したが，すでに仕事と友人を失っていた。
- 例5：突然発症し，精神病症状を伴う躁病のために入院した患者。治療を受けた後数年間，基本的には通常気分であるが，試験期間にはほとんど睡眠をとらないため，軽躁がみられる。
- 例6：再発前に必ず心理社会的な誘因がある患者。ボーイフレンドができた後，躁症状が出現し，母の死後，軽躁が出現した。また，妊娠後の2か月間，うつ症状がみられた。

● これらの例のうちの3つを使い，残りの3つを他のセッションにとっておく。このエクササイズは患者に大変好まれる。患者が自分の不安を表現するのに，仮想の症例のこととして話すこともよくある。

● ライフチャートの説明中にも手引きに対する質問がみられるが，プレゼンテーション自体は20分程度で簡潔に終える。

● 自分自身または創作症例のどちらのライフチャートを作りたいか，患者に質問する――つまり，カモフラージュした方法で自分自身のライフチャートを発表する選択肢を与える。自分自身のライフチャートを作る人は，過去の情報提供書や処方，

家族からの情報などを利用する。
- 自分自身のライフチャートを作るとき，過去の出来事を思い出すので感情が揺さぶられる場合がある。強い不快を感じた場合は作業をやめて，治療者との個人セッションの中で作業を続けるように告げておく。
- 質問がないか確認した後，配布資料と2つの宿題を配り，セッションを終了する。

セッションのコツ

- 患者がライフチャートを，人生の要約だと勘違いしないことが重要である。チャートは，障害の経過を表しているに過ぎず，人生全体を表現しているわけではない。当然のことながら，人生ははるかに複雑である。
- 双極性障害の病型（サブタイプ）を説明するとき，ある病型が他よりも重篤だという印象を与えないようにする。そうでないと該当の患者が敗北的な気分になり，「自分は重症でやっかいな患者だ」と思いこんでしまう。ただし，気分循環性障害は，横断面的には症状が軽症であるために，患者が病識をもちにくくアドヒアランスが低くなりがちなので，経過が遷延するなどむしろ障害の重症性を強調する。実際，重症さの程度は，病型だけではなく，薬物への反応，併存症〔DSMの第3軸（一般身体疾患）と精神障害の両方〕，物質乱用，パーソナリティ障害やアドヒアランスなど，さまざまな要因に影響される。また，双極Ⅱ型障害は，Ⅰ型の軽症型とはいえない。というのは，Ⅱ型のエピソードは横断面的にはⅠ型ほど重症でないが，Ⅰ型よりもエピソードが頻回に起こり，寛解を維持するのが困難だからである。
- 仮想のライフチャートの例は，この後のセッションでも使用するので，次のセッションにも手引きをもってくるよう指示する。
- 仮想のチャートのポイントを強調する。例1では，有害物質の使用と再発との関連を指摘し，有害物質の使用を避けることの重要性を強調する。例2では，軽躁は双極性障害の一型であり，誤診や患者の自覚不足などで，軽躁を治療しないことは重大な誤りであることを強調する。また，季節性のパターンは，クリスマスといった社会的出来事ではなく，日照の変化と関連することを説明する。例3では，長期的な気分安定化は横断的な見地から達成されることを指摘する。例4では，治療に不注意だと容易ならざる状況が起きることを強調する。例5では，初期の症状が華々しいからといって，経過が悪いとは限らないことを述べ，規則正しい睡眠の重要性を強調する。例6では，原因と誘因（きっかけ）の違いを再度説明する。また，産後のうつと躁について，ストレスは多くの患者が思っているような心理的な誘因よりは，ホルモンの変化による生物学的な誘因のほうが強く影響することを説明する。
- 最後の例のように，仮想のライフチャート，その他のライフチャートを使うときに，うつを引き起こした出来事があるかを尋ね，原因と誘因の違い〔セッション3（p.49）

参照)〕についての説明を繰り返す。「原因」と「誘因」を区別し，出来事は，決してうつや躁のエピソードの原因となることはないが，きっかけになることをしばしばあるということを，患者が理解できるようにする。

配布資料

　双極性障害は，単極性障害(多幸・高揚エピソードを伴わないうつ病)よりも若いときに発症し，普通発症は30歳以前で，50歳を超えることはめったにありません。最初のエピソードは，躁，うつ，混合状態，どのパターンもありえます。エピソードの持続期間は，それぞれの患者さんではある程度一定ですが，患者さんの間では個人差があります。

　治療がされない場合は，エピソードは2〜3週間から数か月続きますが，治療されれば，持続期間を縮められます。うつ病エピソードでは治療開始2〜3週間後，躁病エピソードでは2〜3日後くらいで改善が始まります。予防的な薬物を服用していれば，エピソードが起きるリスクは低下しますし，エピソードが起きた場合でも軽く，影響が少なく，短い期間ですみます。治療を続けていれば，躁から突然うつに転換するリスクも低くできます。

　最初のエピソードの後，自覚症状がなく，通常気分が数年続くこともありますが，双極性障害が再発する病気であり，経過の中で再びエピソードが出現する可能性を頭に入れておかなければなりません。だからといって，恐れることはありません。というのは，皆さんは，再発をコントロールするために，いろいろなことができるからです。再発を予防するためには，私たちの介入を軽視せず，薬物療法に従うことが重要です。疾患の情報をもつことにより，病気自体をコントロールできない場合でも，病気による影響はコントロールできます。

　結婚・子ども・友人・仕事のような人生のさまざまな側面が，この障害の影響を受けます。

　大部分の人が，エピソードとエピソードの間の時期には正常な状態に戻りますが，20〜30％の人では，感情の変動性や不安定性，対人関係や仕事での困難さが続きます。こういった残遺症状の影響を抑えるためには，正しい薬物治療と心理療法の両方が重要です。

　躁病エピソードは，通常突然始まり，2〜3日で症状が急速に悪化します。エピソード前に心理社会的ストレスがみられることもあり，2〜3週間から数か月続き，一般にうつ病エピソードよりも短く，不意に終わります。多くの場合，躁病エピソードの前後に——通常気分の状態をはさむことなく——うつ病エピソードがみられます。最もよくみられるのは，躁病エピソードの後に——うつ病エピソードと混同されやすい——無気力，エネルギー低下，注意力・集中力・記憶力の低下，過眠症，食欲の増

加などがみられる「低い時期」が続くパターンです。気分も不快になりますが，活動のレベルを増し，横になりすぎないようにして克服してください。そうでないと，この時期が長く続く可能性があります。躁転のリスクがあるので，すぐに抗うつ薬を使わないほうがよいでしょう。この不快な時期には，疲労感や躁病エピソード中に自分がしたことへの罪責感がみられることもあります。

混合性エピソードは躁病エピソードやうつ病エピソードの後に出現し，2～3週間から数か月続き，無症状期か，うつ病エピソードに移行します。混合エピソードが躁病エピソードに移行することはめったにありません。

軽躁エピソードは突然始まり，1～2日の間に症状が急速に悪化します。通常2～3週間から数か月続きますが，うつ病エピソードより短く突然終わります。軽躁エピソードはしばしば，うつ病エピソードの前後に起きます。現在の研究によれば軽躁エピソードがみられた人の5～15％に，躁病エピソードが起きると言われています。

旅行中のような睡眠-覚醒リズムの変化や断眠が，躁病エピソード，混合性エピソード，軽躁エピソードを引き起こしたり，悪化させると言われています。また，エピソードの間に精神病症状が現れた人では，多くの場合，その後のエピソードでも精神病症状が再び出現します。

うつ病エピソードは数日間～数週間の経過で進行し，未治療だと通常6か月以上続きますが，寛解し通常の状態に戻ることが多いと言われます。

再発を繰り返すと病気の脆弱性が増し，再発リスクが高まり，エピソードの頻度が上がり，持続期間は長くなります。

急速交代型は，1年に4回以上のエピソードがみられ，双極性障害の10～15％に起きると言われます。これは疾患の経過が悪化した状態ですが，この状態がよくなることもあります。急速交代型に対するリチウムの有効性はそれほど高くありませんが，気分安定薬であるカルバマゼピンやバルプロ酸，ラモトリギン，oxcarbazepine（訳注：日本では用いられていない）といった他の選択肢があります。オランザピンのような抗精神病薬を用いることもあります。また，甲状腺機能亢進症が急速交代型の原因に関わっている場合がありますので，血液検査を行います。抗うつ薬を使用すると，急速交代型の誘因になる可能性がありますので，うつ症状が重度でない場合は，抗うつ薬の使用は避けます。躁状態の後に不快な状態が出現した場合は，気分安定薬を服用し，閉じこもらないで外出し，友人と会い，勉強や仕事をやり，早寝をして良質な睡眠を確保し，日中は眠らないように努めることが大切です。

躁状態のために入院した患者の3/4は，別のエピソードのために再入院すると推定されています。治療を受け，障害をよりよく理解して再発予防に取り組むと，再発が起きた場合でも，軽症ですみ，再入院の可能性を低くします。

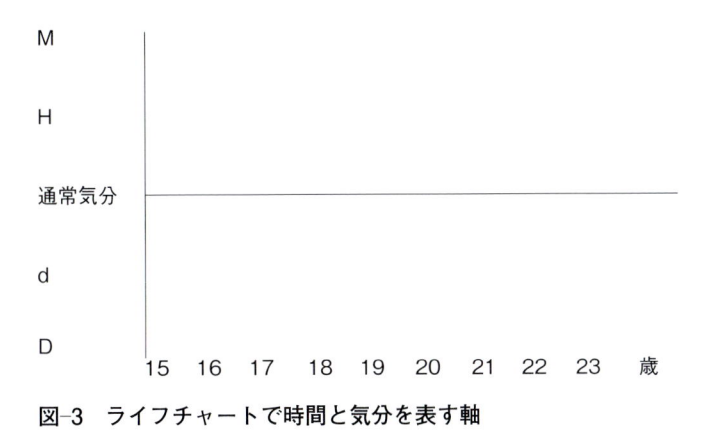

```
M
H
通常気分 ─────────────────────────────
d
D
    15  16  17  18  19  20  21  22  23    歳
```

図-3 ライフチャートで時間と気分を表す軸

自分のライフチャートを作りましょう

　ライフチャートとは，双極性障害の患者さんが経験するエピソードを図を使って表すものです。ライフチャートの作り方は比較的簡単で，大変役に立ちます。というのは，自分の病気の経過や誘因，そして1年の中で再発の可能性が高い時期（たとえば春，クリスマス，年度末試験など）があるかを，確実な根拠をもって理解できるからです。
　以下のステップで，自分のライフチャートを作ってください。

- 紙の上に，時間を表現する「T」軸を長めに水平に引き，自分の気分を表現する短めの棒を垂直に引きます。躁はM，軽躁はmかH，通常気分はE，軽度のうつはd，重度のうつはDで表します。横軸の期間は，病気に関連した期間をカバーできるようにします。自分のデータを書き入れる前に，図-3のようなチャートを準備してください。
- 次に，症状の状態と期間に従って，エピソードを書き入れてください。上向きの曲線では，軽躁はHに届くように，躁はMに届くように書いてください。同じように，下向きの曲線では，軽度のうつはdに届くように，重度のうつはDに届くように書いてください。横軸方向の線の長さが期間を表します。
- 誘因として作用した可能性のある因子（パートナーとの離別，転職，旅行，愛するひとの死，新たな薬剤）があったかどうか，どんな結果になったか（入院，失業），どんな治療が効果的だったかも書き入れてください。図-4が例です。

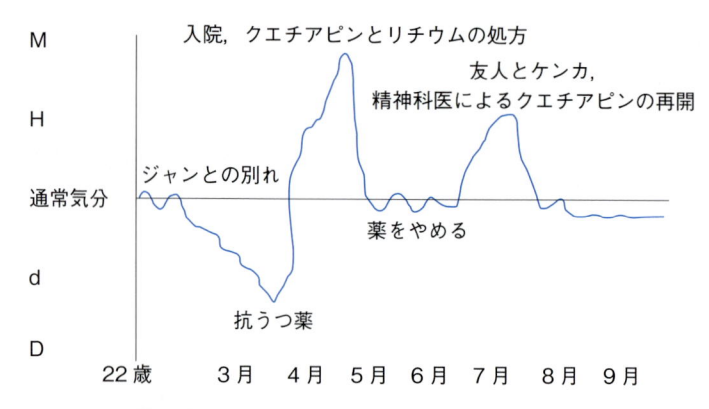

図-4 誘因，経過，治療などをライフチャートに書き込んだ例

このチャートは，ボーイフレンドと別れた後に最初のうつ病エピソードが起きた22歳の女性の症例を表しています。抗うつ薬で治療されていたとき，入院を要する躁病エピソードが起きました。6月，7月は，まあまあの状態でしたが，薬の服用をやめてから，再び状態が上がり，友人との重大な衝突が起きました。精神科医の診察を受けた後で，クエチアピンとリチウムの服用を再開し，ゆっくりと改善していきました。

宿題 4

あなたの病気の経過をチャートに書いてみましょう。必要なら，身内の人や友人に助けてもらってください。医師が書いた情報提供書やサマリーも参考にしてください。

宿題 5

次の薬物を，今までに服用したことがありますか？ または現在服用していますか？ 炭酸リチウム，バルプロ酸ナトリウム，valpromide（訳注：日本では用いられていない），ラモトリギン，oxcarbazepine（訳注：日本では用いられていない），カルバマゼピン，レボチロキシンナトリウム。それらはどう役に立ちますか？ 不快を引き起こしますか？

訳者からのワンポイント・アドバイス④

ライフチャート

このセッションで読んでいただいたように，ライフチャートを書いていただくことは重要です。読者の皆さんに使っていただけるように，日本うつ病学会のホームページに，ライフチャートのひな形を載せてあります。ぜひダウンロードして使っていただければと思います。

（秋山　剛）

ユニット **2**

薬物アドヒアランス

　多くの双極性障害患者において，治療アドヒアランス不良が治療を妨げており，心理的介入では何よりもアドヒアランス向上に取り組まなければならない。深刻なことであるが，患者のほぼ全例が経過中少なくとも一度は治療中断を真剣に考えており，また半数以上が，症状の安定期も含め，自己判断で服薬を中止している。双極性障害では，治療中断が再発の主な要因であり，維持療法を順守しない患者は入院リスクが4倍も高い。また，治療を受けていない患者は，自殺による死亡率が高い。我々は治療アドヒアランスの改善を重視し，プログラムでは7回のセッションをこのテーマにあてている。

　チャート-1に示すように，アドヒアランス不良には，服薬中断だけでなく，健康の向上に寄与する行動（服薬を含む），習慣の改善について，精神科医や心理士が与えるアドバイス全般の一部ないし全部を順守できない状況が含まれる。

　リチウムの服用を突然中止すると，当初リチウムの効果があった場合でも，反応性が低下するという報告がある。この問題はまだ結論に至っていないが，もしリチウムへの反応性低下が確認されれば，再発リスク，入院頻度の増加に加えて，治療中断による長期的な悪影響の例として説明しなければならない。

　治療薬を正しく服用している双極性障害患者の死亡率が低いことが報告されており，未治療の双極性障害患者と比較して考えると，リチウムの自殺防止作用が関与していると思われる。

チャート-1　治療アドヒアランス不良のタイプ

1. 絶対的なアドヒアランス不良
　担当治療者の指示を完全に守らない状況，または受診を拒否している状況を指す。このタイプの患者は，全く服薬せず，精神科医との予約も順守しないので，フォローアップが難しい。そのため，これらの症例への影響を正しく評価することは困難であり，アドヒアランス不良の中でも，最も研究が進んでいない。精神科医の診察は受けるが薬物療法は拒否する患者も含めると，安定期を含め，絶対的なアドヒアランス不良の比率は10%を超える（Colom et al., 2000）。

2. 選択的かつ部分的なアドヒアランス

ある種の治療は拒否しないが，他の治療を選択的に拒否する患者である。障害を一部しか自覚していないという問題があり，双極性障害は慢性疾患であり再発しやすいことを認めないとか，維持治療を守らず，調子を崩したときに抗うつ薬だけ投与してもらいたいと希望する患者もいる。また，急性期には抗精神病薬を含むあらゆる治療を受け入れるが，予防的治療は拒否する患者もいる。「天然」成分であるという理由でリチウムの服用は受け入れるが，他の薬剤は拒否する患者もいる。障害に関する知識や副作用に対する不安が，このような行動を引き起こす。このタイプの患者は，薬物の有効性研究において，撹乱要因となる。たとえば，リチウムの有効性について，比較対照研究における結果と臨床現場や自然経過調査における結果に差がみられるのは，アドヒアランスに関連するファクターによって説明できるであろう。

3. 断続的アドヒアランス

リチウム服用患者においては，断続的アドヒアランスは例外ではなく，むしろ通常のパターンである (Maj, 1999)。多くの患者は，治療から完全に脱落するわけではないが，処方どおりに服用するわけでもない。断続的アドヒアランスを示す患者は，自分勝手に，さまざまな「治療休止」期間を設ける。「治療休止」期間はときに長期に及び，処方された薬剤の一部または全部を拒否する。医師に「投薬治療を休止したい」とはっきり述べる患者もいる。なかには，血中濃度検査の数日前に高用量の気分安定薬を服用してアドヒアランス不良を隠すテクニックを学んでいる患者もいるので，血中濃度によりアドヒアランスを確認する際には注意が必要である。

4. 遅発型アドヒアランス

Goldwin と Jamison (1990) が記載しているようによくみられるパターンである。一部の患者は，治療の必要性を認めることにはじめ抵抗を示し，再発を数回繰り返した後，ようやく処方された薬剤の服用に同意する。障害の罹病期間とアドヒアランスとの関連性についても報告されている (Colom et al., 2000)。

5. 遅発型アドヒアランス不良

アドヒアランス良好な状態が2〜3年続いた後，明確な理由なく気分安定薬の服用を中止する患者がいる。この現象は，リチウム (Jamison et al., 1979) と抗けいれん薬 (Adams & Scott, 2000) について報告されている。

6. 乱用

アドヒアランス不良には，一般的に言われる「処方された薬剤の服用不十分」だけでなく，薬剤の過剰服用も含まれ，特に薬物依存 (Weiss et al., 1998) またはパーソナリティ障害を併発している患者にこの傾向が高い。ベンゾジアゼピン系薬物の乱用が多いことは明らかであるが (Woods et al., 1988)，これは氷山の一角にすぎず，抗うつ薬 (Delisie, 1990)，向精神薬 (Buckley et al., 1991)，非定型抗精神病薬 (Vieta et al., 2001) の他，気分安定薬である新規の抗けいれん薬 (Colom et al., 2001) の乱用もみられる。一部の患者が性急に病状の改善を求めるあまり，処方量以上の薬剤を服用することがあり，注意を要する (Weiss et al., 1998)。

7. 行動面にみられるアドヒアランス不良

「アドヒアランス不良」には，服薬回数，量など投薬指示の順守だけでなく，治療への取り組みや行動に関する側面も含まれる。具体的には，規則正しい受診，自分の症状について適切かつ十分な情報を医師に提供すること，アルコールや他の有害物質を摂取しないこと，気分が安定した状態を維持することができるよう規則正しい睡眠習慣などの望ましい行動についての医師の指示に従うこと，などがあげられる。処方された薬剤は規則正しく服用するが，行動面の指示を順守できない患者もいる。このような患者は，障害の生物学的な特性を自分に都合よくとらえている。障害を重症と認識せず，日常生活を犠牲にしたくないと考える患者もおり，これも病識欠如の一形態である。我々が報告したように (Colom et al., 2003a)，障害に焦点をあてた行動療法が，薬物療法の順守とあわせて，双極性障害の治療成績を向上させると考えられる。

アドヒアランス不良を予測できるか？

　臨床的には，アドヒアランス不良をなるべく早く見つけ出すことが重要であり，アドヒアランス不良が過去にみられる場合は特に注意が必要である。**チャート-1**に示したように，双極性障害患者のアドヒアランス不良に関連する因子は多数存在し，どの因子が重要であるかについてはまだ結論が出ていない。一方，患者自身は，治療脱落の理由として，疾病否認，副作用，向精神薬の服用そのものへの不快感の他，服薬で多幸感が抑えられることなどをあげている。障害や健康に対する患者の考え方は，アドヒアランスに重要な影響を及ぼしており，「自分で気分をコントロールできる」と信じている患者は，アドヒアランスが不良である。一方，障害のリスクを説明されている患者，薬物療法の利点を認識できる患者では，アドヒアランスが良好である。治療を順守する患者もそうでない患者も，薬物療法継続の主な理由として，一般的に，躁病相よりもうつ病相への懸念をあげる。

　残念ながら，精神障害には社会的スティグマがつきまとう。患者が薬物療法を受けることを恥じたり，誤った情報に惑わされたりして，社会的スティグマが治療脱落に影響している場合がある。このような場合，患者を取り巻く社会環境自体が，治療アドヒアランスを支える母体として重要である。身近にいる者の意見は患者に影響し，家族や周囲の人から支援が得られないと，アドヒアランスが不良になる。

　年齢については，一般に若い患者はアドヒアランスが不良であると言われるが，未成年者と高齢者の両方でコンプライアンスが不良であるという報告もある。この他，男性，未婚者でアドヒアランスが不良という報告があるが，これはすべての疾病に認められることで，精神疾患に限らない。大半の研究では，アドヒアランスに性差はみられないが，アドヒアランス不良の理由に関する信頼性のある研究によれば，治療からの脱落に関して性差が確認されている。女性は，多幸感を得ることが少なく，薬剤によって気分をコントロールされるという考え方を嫌うため，治療から脱落しやすいと考えられる。双極Ⅱ型障害で女性患者が男性患者より多く，女性のほうがうつ病エピソードが頻回にみられることも，不良なアドヒアランスに関係している可能性がある。一方，男性はエピソードがもたらす社会的，経済的影響に懸念をもつが，これは社会で男性が果たしている役割，役割に付随する期待度および男性は攻撃的で破壊的に振る舞う可能性が関連しているかもしれない。

　多くの精神科医の予想に反して，副作用は治療から脱落する理由として，特に重要なわけではない。投薬に関する患者の不安についての大規模調査において，副作用は薬物療法を阻む理由の第7位にすぎなかった。多くの精神科医は，リチウムが服薬中止率の高い薬剤の1つであると考えているが，実際には，リチウム服用におけるアドヒアランス不良率は他の向精神薬（三環系抗うつ薬など）よりも低い。

　多剤投与がアドヒアランス不良に関連しているという報告もあるが，この主張を支

持しない報告もある。古典的な抗精神病薬に対するアドヒアランスの不良には，統合失調症患者の報告にあるように，副作用が大きく影響していると考えられる。一方，双極性障害に関するほとんどの研究はリチウム投与例について検討しており，双極性障害については，より新しい薬の治療を受けている患者を対象にした研究を実施しなければならない。臨床医は，アドヒアランス不良の主な原因が副作用であると考えがちで，患者の意見を顧慮せず，副作用を過大評価しすぎる。また副作用の重症度を評価する場合，精神科医は振戦，悪心または体重増加などの身体的副作用を重視するが，患者は感情の平板化や認知，物忘れなどの「心理的」影響について不安を感じることが多い。「副作用に対する懸念」は，ほぼ間違いなく，「副作用そのもの」よりも大きくアドヒアランス不良に影響している。

双極性障害患者を対象とした副作用研究の方法論を改善する必要がある。たとえば，服薬に伴う不快感には，相当のばらつきや不正確さが認められ，患者の年齢，パーソナリティの他，副作用の不快感に対する耐性に大きく影響される。一方，この耐性は，障害に対する自覚に影響される。ノンアドヒアランスの説明として重要なのは，副作用そのものよりも副作用の過大評価であると考えられる。疾患に対する認識が欠如し治療へのモチベーションが低いと，患者は，些細な副作用であっても耐えられないと感じる。投薬指示を順守しようとする決意は，治療によるリスクとベネフィットの両方に対する認識から生まれる。患者が双極性障害を死に至る可能性がある破滅的な疾患と捉えていない場合には，中等度の下痢や軽微な振戦など許容できる範囲の副作用であっても過大に評価する。一方，がん患者は，生存という最大のベネフィットを獲得するために，極めて重大かつひどい苦痛をもたらす副作用にも耐える。

副作用に関する大半の評価尺度や分析調査は抗精神病薬を対象としており，新規の気分安定薬についての，忍容性プロファイルを含めた評価尺度が必要である。これまでの研究では，処方の複雑さ，費用，投与方法などの項目について十分に調べられておらず，アドヒアランスに関して何を重視すべきかを決定するため，今後の研究にはこれらの側面を含めるべきである。

物質使用障害は，アドヒアランス不良に関連しており，またパーソナリティ障害，特に演技性パーソナリティ障害の併存は，アドヒアランス不良の強固な予測因子と考えられる。

多くの研究から，コンプライアンス不良の患者は入院回数が多いことが示されているが，エピソード回数の増加は認められていない。つまり，コンプライアンス不良による病状改善不良は，エピソードの発現頻度を高めるのではなく，エピソードが重症化し入院に至ってしまうことを示唆している。

認知機能の障害や神経心理学的欠陥は治療アドヒアランスに関連すると考えられ，今後調査を行うべき領域である。

今後の展望

　障害や治療について患者に十分説明することは，我々の責務である。小冊子であろうとモノグラフであろうと，書面での情報提供という簡単な行為が，患者の自分の障害への理解を助け，治療を円滑にする。また，治療によって期待できる効果，費用，治療から得られそうなベネフィットについても伝え，治癒について誤った期待を抱かせないようにする――誤った期待を抱いた患者は，いったん失望すると，治療から脱落してしまう。さらに，慢性疾患への取り組み方を指導し，規則正しい習慣などのポイントを伝え，アドヒアランス不良がもたらすリスクについて注意を喚起する。

　抗うつ薬，抗けいれん薬，抗精神病薬など，より忍容性の高い新薬の出現は，アドヒアランスを改善するために極めて重要であり，副作用への懸念のためにアドヒアランス不良を来している患者の治療順守につながるであろう。市場と患者の必要性を理解し，確実な効果のある薬剤を，アドヒアランス向上に適合するように開発することは，製薬企業の責任である。

　コンプライアンス不良は，なるべく早く把握し，治療アドヒアランスの改善への対応を行うことが重要である。

セッション 7　治療Ⅰ：気分安定薬

目標

本セッションの目標は，いろいろな気分安定薬の相違点，適応，長所と副作用について伝えることである。薬物療法の肯定的側面のみを伝えると，患者は「だまされている」と感じるおそれがあるので，副作用についてきちんと説明する。本セッションおよびユニット2全体の最終目標は，アドヒアランスを改善させることである。

セッションの流れ

- ミーティングを始めることを告げ，メンバーから有志を募り，自分のライフチャートまたは仮想のライフチャートを呈示してもらう。ライフチャートを説明しながら呈示すると約15分かかるので，1回のセッションでは多くても2つにとどめる。
- 次に，セッションのテーマについての話し合いを始める。このセッション7は，薬剤についての初めてのセッションなので，最初に向精神薬についてよくみられる疑問や不安について説明する。つまり，向精神薬（ベンゾジアゼピン系薬物は除く）は不適切に使用しない限り依存性は生じないこと，向精神薬によって「洗脳」されたり心が崩壊したりしないこと，向精神薬の大半は興奮薬ではないこと，向精神薬は「弱い人間のための」薬物ではないこと，どのような場合でも向精神薬の投薬の目的は服用者の意思を支配することではないこと，などの点をはっきりと示す。このようにして，向精神薬についてありがちなネガティブなうわさ全般に，一度に対応するわけである。
- 患者には，部屋に入るときに，気分安定薬に関する宿題を提出してもらう。治療者の1人がライフチャートの話し合いを担当し，残りの治療者は，患者が提出した宿題に書かれた重要な課題に印をつけ，セッションで取り上げるようにする（匿名性は維持する）。
- 気分安定薬は何に，抗うつ薬や抗躁薬は何に効果があるのか，区別を明確にし，気分安定薬の予防作用を強調する。
- これまでに，何らかの気分安定薬を服用したことがあるかを尋ね，ボードに表を書き出す。この表をみれば，双極性障害患者全員が何らかの気分安定薬を服用してい

ること，気分安定薬を組み合わせた処方がよくみられること，処方内容は患者ごとに異なること，言い換えれば，個々のニーズに合わせて処方されていることを，一目で理解することができる。個別化された処方は，臨床医が患者を数として扱っているという反精神医学者(antipsychiatrist)の作り話を否定するものである。グループメンバーにどの気分安定薬がよく処方されているかを知らせることは，我々のアプローチをメンバーのニーズに合わせるうえで有用である。

- ボードに副作用を列挙し，発現頻度，重症度に加え，副作用を軽減するための工夫について話し合う(例：リチウムによる下痢に対して，食事を変える)。患者同士で工夫を共有してもらうことは極めて有益であり，治療者は話し合いを妨げないようにする(たとえば振戦を経験したことがない人から具体的なアドバイスをされても，患者はそれを「本当のこと」とみなさない)。
- 配布資料を呈示し，質問，話し合いを行う。
- 配布資料と宿題を配り，セッションを終了する。念のためもう一度，希望があれば次回のセッションでライフチャートを呈示できることを患者に伝える。

セッションのコツ

- 精神科医は経済的理由から向精神薬を処方している，精神科医の収入は処方箋の枚数によって決まる，精神科医は製薬会社の圧力に屈している，などと考えている患者は少なくない。これらについて率直に話し合い，たとえば，リチウムを最も広範に使用されている向精神薬の1つであるが，低価格なので製薬会社には収益をほとんどうまない薬剤の具体例として説明すると有用である。
- リチウムの気分安定化作用の発見にまつわる逸話に興味を示す患者は多い。リチウムの発見は1949年にさかのぼり，オーストラリア人医師 John Cade の功績による。双極性障害に対するリチウム使用を広めたデンマークの大学教授，故 Mogens Schou の近親者には双極性障害患者が数名いたという話は，スティグマを払拭する前向きな好奇心を引き起こすであろう。双極性障害に対する治療法は現代になって開発されたが，障害自体の歴史は長い。**表-8**は，双極性障害に罹患していたスペインの王 Ferdinand 6世に施された極めて多岐にわたる治療内容である(詳しくは，参考文献を参照)(**表-8**：セッション中，この表に列挙されている項目について話し合うこともある)。双極性障害が古くからみられていたという事実は患者の興味や関心をひき，多くの患者が「この疾患にかかったことは不幸だが，障害を治療できる環境と時代に生まれて幸運だった」と考える。
- 「双極性障害は血中のリチウム濃度不足による」という誤解は，よくみられる。これは，双極性障害の患者だけでなく，精神科でない医療関係者にもかなりみられるため，きちんと説明する。

表-8 Ferdinand 6世（1713〜1759）が担当医 Dr. Andreu Piquer Arrufat から受けた治療

・ロバの乳
・蝸牛とルリハコベ（water pimpernel）のシロップ
・カメ，カエル，子ウシおよびクサリヘビの煮だし汁
・浣腸
・ライムの花とサクランボの煎じ汁
・真珠母貝の粉末
・カラクサケマン（訳注：ケシ科の植物）
・頭浴
・シカの枝角と幼若クサリヘビのゼラチン
・スミレ
・食餌療法
・ヘリオトロープ・スコルツォネラ（heliotrope scorzonera）のシロップ
・アニス（訳注：セリ科の植物）
・キンミズヒキ（訳注：バラ科の植物）

● 薬物療法以外の治療アプローチを擁護する患者の意見も取り上げる。普通は，話し合いをグループに任せておいても，グループがこういった考えを批判し，薬物療法のベネフィットを指摘する。患者が挑戦的な意見を述べても，医療者は反撃しない。というのは，医療者が反撃すると，患者はグループから排斥されたように感じ，グループを辞めてしまうおそれがあるからである。
● 突然の服薬中止によって誘発されるリチウムへの耐性という話題に関しては，リチウムは，今自分が見捨てれば将来自分が見捨てられるかもしれない友人のようなものなどと説明して話し合う。

配布資料

　気分安定薬とは気分の安定を維持する薬剤です。双極性障害の患者さんは，この種の薬剤の服用を生涯続ける必要があり，それによって再発を避けたり，再発の重症度や持続期間を軽減することができます。

　合併症を伴わない純粋な双極性障害の治療に最もよく用いられる気分安定薬はリチウムです。リチウムには強力な予防効果があり，躁病エピソードの再発を防ぎ，エピソードとエピソードの間の期間も気分の安定を促進し，自殺防止にも有用です。この薬剤を突然中止すると突発的な再発を引き起こす可能性があるので，精神科医の判断で投薬を中止する場合には，必ず段階的に減量します。精神科医の指示に従わず治療を突然中止した場合は，それまでリチウムが有効であった患者さんでも，リチウムが効かなくなる可能性があると言われています。

　リチウムで最もよくみられる副作用は振戦（特に服用1週目），下痢，頻尿，口渇および体液貯留などです。それほど頻度は高くありませんが，ざ瘡，消化器症状もみら

気分安定薬として使用される他の薬剤は，おおむね抗けいれん薬です。抗けいれん薬とは，てんかんを治療するために用いられる薬剤です。これは，「双極性障害がてんかんに類似した障害である」という意味ではありませんが，この2つの疾患はある種の精神生物学的メカニズムを共有していると考えられています。抗けいれん薬系の気分安定薬のうち，主なものは，バルプロ酸，カルバマゼピン，oxcarbamazepine（訳注：日本では用いられていない），ラモトリギンなどです。

　バルプロ酸は気分の安定を維持するのに有効であり，抗躁作用があり，混合状態の急速交代型にも有効です。主な副作用は体重増加で，発現頻度が低いものの，髪質の変化や毛髪脱落もみられます。

　よく使用されるもう1つの気分安定薬はカルバマゼピンです。急速交代型を含めた双極性障害の再発防止に有効で，衝動性を抑制する効果があります。一般に，カルバマゼピンには顕著な副作用はみられませんが，場合によっては視覚障害（複視または二重視），全身疲労感および排尿困難を生じることがあります。まれに，低ナトリウム血症が生じることがあり，この場合は，薬の投与を中止します。カルバマゼピンは有効な薬剤ですが，他剤との相互作用が多くみられるため，別の医師が新たな薬剤を処方する際には必ずカルバマゼピンを服用していることを知らせなければなりません。気をつけなければならない相互作用は，経口避妊薬（ピル）です。カルバマゼピンはこの薬剤の有効性を低下させるため，完全な避妊効果が得られなくなってしまうのです。oxcarbamazepineはカルバマゼピンの改良型であり，副作用はより少ないのですが，カルバマゼピンと同様に低ナトリウム血症を起こすことがあります。

　ラモトリギンはうつ病エピソードを予防するうえで最も有効ですが，躁病エピソードや混合性エピソードの予防効果は低いとされています。ラモトリギンで最もよくみられる副作用は皮膚のアレルギー反応（発疹，皮疹，灼熱感を伴う発赤斑）ですが，ほとんどの場合重症化せず，投薬量を漸増すれば発現を回避できます。しかし，粘膜（口唇など）に斑点や丘疹が認められた場合は，より重篤な合併症の可能性があるので，ただちに精神科医に相談してください。

　気分安定薬として使用されているもう1つの薬剤レボチロキシンは，急速交代型や甲状腺機能亢進症の治療に有効です。

　特定の非定型抗精神病薬（オランザピンなど）は維持薬として適していると考えられます。躁病の予防に有効で，混合性の軽躁病相または躁病相が発現した場合でも，処方を変更せず，オランザピンを増量すればすむという利点があります。オランザピンの主な副作用の1つは体重増加です。

　幸い，精神薬理学は絶えず進歩を遂げている分野であり，今後，治療薬剤のリストは増えていくでしょう。

> **宿題6**
>
> 　何らかの抗躁薬〔ハロペリドール，オランザピン，リスペリドン，クエチアピン，clotiapine, ziprasidone（訳注：日本では用いられていない）〕を服用したことがありますか？　これらの薬剤を現在服用中ですか？　これらの薬剤は，どのようなことに効くと思いますか？　これらの薬剤によって何か不快が生じますか？

訳者からのワンポイント・アドバイス⑤

気分安定薬

　本書のセッション7に「気分安定薬」という言葉が出てきます。気分安定薬は，双極性障害治療の中心なので，その作用，副作用についてよく知っておく必要があります。これらの薬は，気分の波を小さくし，安定化させる目的で使われます。双極性障害の躁状態，うつ状態，安定期の時期にかかわらず，基本薬として続けて服用します。妊娠中・授乳中の服用の安全性については，セッション11（p.98）を参照してください。

　なお，気分安定薬の定義については諸説があり，どの薬剤を気分安定薬に含めるかについては，まだ完全な合意がありません。わが国では，通常，リチウム，ラモトリギン，バルプロ酸，カルバマゼピンのみを気分安定薬とし，新規抗精神病薬やレボチロキシンは気分安定薬に含めないことが多いようです。

　わが国で用いることができる気分安定薬に関しましては，日本うつ病学会の「双極性障害（躁うつ病）とつきあうために」（http://www.secretariat.ne.jp/jsmd/sokyoku/pdf/bd_kaisetsu.pdf）や「日本うつ病学会治療ガイドライン　I．双極性障害」（http://www.secretariat.ne.jp/jsmd/mood_disorder/img/110720.pdf）を参照してください。

（山田和男）

セッション 8 治療 II：抗躁薬

目標

躁病相および軽躁病相におけるアドヒアランス不良を改善するために，躁病相および軽躁病相の薬物療法に関する最近の情報をグループに提供する。

セッションの流れ

- いつもどおり，短時間で形式張らない会話から始め，その後（2名の）患者にライフチャートを呈示してもらう。
- 次に，さまざまな抗躁薬の服用経験（「オランザピンやリスペリドンを服用した人はいますか？」），適応（「どのような症状に抗躁薬が処方されたか覚えていますか？」「躁病相またはうつ病相でしたか？」），アドヒアランス（「医師の指示なしに服薬を中止した人はいますか？」）などについて尋ねる。気分安定薬のセッションで実施したように，ボードに利用頻度を記載してもよい。
- 患者が，抗躁薬の利点および不都合な点についての意見を出し終わったら，配布資料を呈示する。時折説明を中断し，患者に特定の薬剤の副作用について尋ね，その薬剤の服用経験がある場合はさらに話し合いを続ける。
- 質疑応答を行い，配布資料と宿題を手渡して，セッションを終了する。

セッションのコツ

- 配布資料の情報は，時々更新する。精神薬理学は，抗精神病薬や抗躁薬の分野で著しい発展を遂げており，患者が服用する可能性のあるすべての薬剤について十分な情報を提供する。薬剤には，まもなく市販が開始されるもの，躁病治療への適応拡大の認可が承認されていないが，臨床医が使用している薬剤なども含むようにする。情報の更新が遅れると，治療アプローチ全体に対する信憑性と妥当性に，患者が疑念を抱くおそれがある。
- ほとんどの抗躁薬は，統合失調症の治療に使用されている抗精神病薬であるため，患者が混乱し，2つの障害がどの程度似た障害であるのかと，質問することがある。

2つの障害は症状や処方薬剤など一部共通する点があるが，同じ障害ではないことを明確に説明する。
- 「躁病を治療しないとどうなるのか？」「躁病はどれくらい持続するのか？」という質問は，よくみられる。躁病に伴うあらゆるリスク（仕事，社会生活，交際や学業への支障，長期的な認知障害の進行），躁病相が強いほどうつ病相への移行も著しいこと，躁病が「楽しい」のは初期段階だけでありすべての患者に当てはまるわけではないこと，などを明確に説明する。
- 予防（特に治療を中断しないこと）と治療の双方について，正確に情報を伝え，患者に自分の障害をコントロールできるという感覚を抱かせることが重要である。

配布資料

　躁病相または軽躁病相の治療は，症状の重症度によって決まります。状態の変化に早期に気づくことは，症状の悪化を防ぎ，入院を回避するために重要です。状態の変化に初期の段階で気づくことができれば，人生を大きく変えてしまいかねない再発を予防できます。躁病エピソードの治療そのものは向精神薬だけでも可能ですが，発症の予防や早期発見のためには心理療法が必要です。ただし，躁病を心理療法のみで治療しようと試みることは無意味です。向精神薬の進歩により，有効性が高く，副作用が軽い新しい抗躁薬が開発されています。抗躁薬にはいくつかの種類があり，その一部について述べます。

神経遮断薬または古典的な抗精神病薬

　古典的な神経遮断薬は数十年間にわたって躁状態の治療で使用されています。最近は，新規の非定型ないし第二世代の抗精神病薬（後述）に取って代わられていますが，躁病の症状を治療するには，最も直接的かつ短期間に効果を示す薬剤です。名称が示すとおり，妄想や幻覚（躁病には珍しくありません）をはじめとする精神病症状の治療に有効であり，誇大妄想，激越，易刺激性，躁病や軽躁でみられる思考の亢進，奇妙で不適切な思考内容などの症状を治療するのに役立ちます。非定型抗躁薬に取って代わられていますが，一方，非定型抗躁薬よりも迅速に効果が得られることから，一部では依然として使用されています。たとえば，治療的介入が早期に行われれば，ハロペリドールの数日間の投与で再発を防げることもあります。よくみられる副作用は，筋固縮，振戦，チックの発現，悲哀感，下肢のムズムズ感（アカシジア）および種々の抗コリン作用（口内乾燥など）です。これらの副作用は服薬中止後数日間で完全に回復しますし，大半は抗パーキンソン薬の投与によって消失または軽減しますが，精神科医は副作用を考慮して，古典的な神経遮断薬の投与は，通常最少量に抑えています。

新規の抗躁薬

　新規の抗躁薬である非定型抗精神病薬は，ハロペリドールに匹敵ないし上回る効果を確保しつつ，副作用を軽減する目的でこの10年間，よく用いられるようになっています。維持療法においても，ほとんどの非定型抗精神病薬の効果が確認されており，躁病の再発や精神病症状を予防するために，気分安定薬として低用量で使用されます――一般には気分安定薬と併用されることが多いようです。オランザピンやクエチアピンなどは，双極性障害のうつ病相に有効です。以下に，典型的な非定型抗精神病薬の一部をあげます。

- オランザピン：世界各国で数千例の患者を対象にした調査から，多くの情報が得られています。気分が多幸であるか不快であるかにかかわらず，躁病治療に有効であり，維持療法にも適しています。ある種のうつ病相の治療にも役立ちます。副作用は少なく忍容性は良好ですが，体重増加が起きる場合があります。
- クエチアピン：この薬剤は，副作用発現がより少ないと考えられています。リスペリドンやオランザピンよりも体重増加が少なく，性機能不全もほぼ認められません。ただし，血圧が低下することがあるので，低血圧患者は適応外です。他によく認められる副作用は鎮静です。気分安定薬としても有用であり，双極性うつ病に対しても有効です。
- リスペリドン：この薬剤も広く使用されており，有効な抗躁薬であると同時に，強力な抗精神病薬です。低用量で維持療法にも使用され，急速交代型の予防に有効です。有害事象はハロペリドールと似ていますが，よりマイルドです。オランザピンよりも体重増加の発現頻度は低いのですが，高プロラクチン血症や性機能不全（勃起障害や無オルガズム症など）などの可逆的な内分泌異常が生じる場合があります。
- その他：徐々に，ziprasidone（訳注：日本では用いられていない）やアリピプラゾールなどの新しい非定型抗精神病薬が導入されており，これまでの薬剤では十分な効果を得ることができなかった症例に対して適切な治療が可能になると思われます。この2種類の薬剤は，既存の薬剤よりも鎮静を引き起こしにくい傾向があります。

ベンゾジアゼピン

　躁病相および軽躁病相の治療に最も広く使用されている睡眠導入剤はクロナゼパムであり，過度な不安，激越，易刺激性または不眠症に有効です。ロラゼパムやジアゼパムなどの他の薬剤にも，睡眠の改善や不安の軽減といった効果がありますが，これらの薬剤だけで躁状態を治療することは現実的ではありません。

その他

　気分安定薬〔リチウム，バルプロ酸，カルバマゼピンまたはoxcarbamazepine（訳注：日本では用いられていない）〕の用量を増量すれば，中等度の躁病の治療に有効であると

考えられますが，これらの薬剤は効果発現が遅いため，現実の状況では，間に合わない場合があります。これらの薬剤は，軽度ないし中等度の初期エピソードには適しています。一方，電気けいれん療法（electroconvulsive therapy；ECT）は安全性が高く，有効な治療法であり，妊娠中の患者，薬剤抵抗性の躁病などには適応があります。

躁病相または軽躁病相は予防することが最良の治療法であることはもちろんですが，もし病相が起きた場合には，こういったさまざまな治療法を選択することができます。

> **宿題7**
>
> 　何らかの抗うつ薬〔fluoxetine, venlafaxine, citalopram（訳注：日本では用いられていない），パロキセチン，クロミプラミン，イミプラミンなど〕を服用したことがありますか？　現在服用していますか？　これらの薬剤は，どのようなことに効くと思いますか？　これらの薬剤によって，何らかの不快が生じますか？

訳者からのワンポイント・アドバイス⑥

抗躁薬

　本書のセッション8は，抗躁薬について記載されています。しかし一部に，わが国では用いることのできない薬も紹介されています。また，本書には紹介されていない薬でも，わが国では抗躁薬として使われているものもあります。わが国で用いることができる抗躁薬に関しましては，日本うつ病学会の「日本うつ病学会治療ガイドライン　I. 双極性障害」（http://www.secretariat.ne.jp/jsmd/mood_disorder/img/110720.pdf）をご参照ください。

　　　　　　　　　　　　　　　　　　　　　　　　　　　　　　　　　（山田和男）

訳者からのワンポイント・アドバイス⑦

軽躁状態のコントロール

　軽躁の状態では，患者さんは周囲の方と衝突することが多いので，軽躁状態をなるべく早くおさめる必要があります。本文にもありますが，軽躁エピソードは，うつ病エピソードよりも短い時間で出現します。ですから，あっと言う間に出現する軽躁エピソードを，なるべく早くおさめることが必要です。そのための頓用としてよく使われるのは，新規抗精神病薬（オランザピン，クエチアピン，アリピプラゾール，リスペリドンなど）です。最近の研究では，急性の躁病エピソードの3週間後の改善については，リスペリドン，オランザピン，ハロペリドールが優れていると報告されています[1]。一方，2〜3日以内に軽躁症状をおさめるのにどういう薬剤が優れているかについては，まだまとまった知見がないようです。

　私は個人的な工夫として，スルトプリドという古典的な抗精神病薬を少量使っています。スルトプリドの錠剤は，50 mg，100 mg，200 mgですが，これでは強すぎて，服用すると患者さんがぐたっとしてしまいます。幸いスルトプリドには粉薬があって量を調整できますので，私は10 mgの袋を作ってお渡しして，軽躁状態が出現しそうだと思ったら，10〜40 mgの範囲で，自己調節して服用してもらっています。D_2レセプターの占有率からみると，臨床的な効果をうるためのスルトプリドの投与量は，20〜35 mgくらいでよいと考えられるそうです[2]。つまり，10 mgくらいから始めて，患者さんに自己調節してもらえば，40 mgくらいまでの量で，軽躁症状がおさえられるのではないかと思われます。新規抗精神病薬には，抗躁作用の他に，抗うつ作用などもあり，作用に複雑な面があるように思います。軽躁症状をおさえるときには，作用が単純な古典的な抗精神病薬のほうが，使いやすい面もあると思います。

　これくらいの量であれば，パーキンソン症状が出る方はあまりいませんが，もしパーキンソン症状が出る場合は，少量の抗パーキンソン薬をやはり粉薬で混ぜて出します。この処方は私の工夫にすぎず，現時点でエビデンスがあるわけではありません。そのようにご理解ください。

［文献］

1) Cipriani A, Barbui C, Salanti G, et al : Comparative efficacy and acceptability of antimanic drugs in acute mania: a multiple-treatments meta-analysis. Lancet 378 : 1306-1315, 2011
2) Takano A, Suhara T, Yasuno F, et al : The antipsychotic sultopride is overdosed : a PET study of drug-induced receptor occupancy in comparison with sulpiride. Int J Neuropsychopharmacol 9 : 539-545, 2006

（秋山　剛）

セッション9 治療Ⅲ：抗うつ薬

目標

セッション9の目標は，うつ病相と混合病相の薬物療法について情報を提供することである．セッション5（p.59）で述べたように，混合病相の治療はうつ病相よりも躁病相の治療に類似しているが，時間を有効に用いるために，混合病相に関する情報をうつ病相のセッションに含めている．

セッションの流れ

- 前のセッションと同様に，打ち解けたやり取りの後で，患者の有志にライフチャートを呈示してもらってセッションを始める．
- ライフチャートの話し合いが終わったら，「うつ病相のときにどのような行為が症状としてみられるか」「いろいろな抗うつ薬の服用やアドヒアランスに対する意見」「心理的治療の役割についてどう考えているか」などについて質問し，この前の2回のセッションで行ったように，ホワイトボードに抗うつ薬の使用頻度を書きだす．
- うつ病相の治療について説明を始める前に，普通の情緒反応としての悲しみとうつ病相の違いを強調し，悲しみという感情は他の普通の情緒反応と同じく，病気ではないので治療できない，あるいはするべきでないことを説明する．
- 配布資料を提示する．
- セッションを終わる前にはいつもどおり，質疑応答を行い，配布資料と宿題を配る．

セッションのコツ

- 配布資料は常に更新する．
- 多くの双極性障害患者が抗うつ薬を誤って使用するので，抗うつ薬を自己判断で服用すると，薬害，気分変動，急速交代化，病状経過の悪化の危険性があることを警告する．
- 薬物療法は，個々の患者の必要性，病状背景，人格傾向などで決まり，全く同じ処方になることは通常ない，というメッセージを伝えることは重要である．同じ種類

の抗うつ薬〔たとえば選択的セロトニン再取り込み阻害薬（SSRI）〕の，薬剤間の違いに関する質問を受けることがよくある。多様な薬物の些細な違いも一応説明するが，初期の治療反応性が指標として重要であることを強調する。
- いかなる心理療法といえども，それ単独では双極性障害に対する治療法として有効でないことを明確に伝える。心理療法が，双極性うつ病のある種の症状（特に軽症から中等症のうつ病，潜在的に気分の極端な変動がある患者，双極Ⅲ型障害の患者）を改善させるという報告がいくつかあるが，心理療法は，常に気分安定薬（場合によっては抗うつ薬と一緒に）が用いられるべきである。現在のところ，双極性うつ病に，一部にせよ，よい治療成果をあげている心理療法は，認知療法と対人関係・社会リズム療法（interpersonal and social rhythm therapy; IPSRT）の2つのみである。
- セッションの最後には，双極性うつ病に有効な心理療法が限られているばかりでなく，ある種の心理療法はむしろ禁忌であることを患者に理解してもらう。この内容が，我々の防衛と解釈されないように注意し，科学，信条，意見の違いについて説明を行う他，文献に基づいて各心理療法の評価をきちんと伝える。このテーマは，薬物療法以外の代替療法〔セッション12（p.103）〕で，より広く扱われる。

配布資料

躁病相では，抗精神病薬が主な治療法ですが，うつ病相の治療にはいくつかの選択肢があります。
- **抗うつ薬**：抗うつ薬は双極性うつ病の治療に有効です。投与量や副作用は単極性うつ病の治療で用いる場合と同じで，相違点は，双極性うつ病の患者さんの場合，抗うつ薬の投与によって，躁状態，混合状態，急速交代化といった状態が出現する危険があることです。このため精神科医は，抗うつ薬の処方をする際に，気分安定薬と併用するなどの注意をはらいます。よく用いられる抗うつ薬について述べます。
  - **三環系抗うつ薬**：三環系抗うつ薬は最初に発見された向精神薬の1つであり，ほぼ30年間にわたって，うつ病治療に対する主な手段でした。三環系抗うつ薬は双極性うつ病の治療の中で最も速効性があり有効な薬物ですが，副作用，不快，病相の変化をもたらす危険性が高いです。三環系抗うつ薬によって賦活される患者さんもいますが，多くの場合は，鎮静がみられます。しばしば起立性低血圧を引き起こし，体重増加がみられることもあります。最も広く使われているのは，イミプラミンとクロミプラミンです。
  - **SSRI**：SSRIは，三環系抗うつ薬とほぼ同等の抗うつ効果があり，副作用が少なく躁状態や軽躁状態を引き起こす危険性も低いので，双極性うつ病の治療に広く使用されています。よくみられる副作用は治療初期にみられる軽度の消化器系の

不快感程度で，ときに性機能障害がみられます。最もよく使われているSSRIはfluoxetine（訳注：日本では用いられていない）とパロキセチンであり，不安症状を伴ううつ病によく用いられます。その次がセルトラリンとcitalopram〔訳注：日本では用いられておらず，光学分離されたS-シタロプラム（エスシタロプラム）が上市されている〕です。

- モノアミン酸化酵素（MAO）阻害薬：MAO阻害薬は，感冒薬などの日常薬との間に相互作用があるため，効果はありますが実際に投与される例は限られます。また，MAO阻害薬はチラミンを多く含む発酵した食物と相互作用があり，きちんと食事制限をしないと，高血圧クリーゼや脳内出血，梗塞を引き起こすおそれがあります。MAO阻害薬を服用している患者さんは，ソーセージ，発酵チーズ，ワイン，ビール，ピクルス，酢漬けやマリネ，多くの瓶詰め，アボガドの実，バナナ，キャビア，車エビ，魚の干物，燻製の肉や魚，前もって調理されていた食物を摂取してはいけません。最もよく使われているMAO阻害薬は，tranylcypromine（訳注：日本では用いられていない）とフェネルジンです。Moclobemide（訳注：日本では用いられていない）は薬物や食物との相互作用の危険が少ないMAO阻害薬です。
- セロトニン・ノルアドレナリン再取り込み阻害薬（SNRI）：SNRIは，最も新しい抗うつ薬です。効果はSSRIより強いと考えられ，三環系抗うつ薬とほぼ同等で，副作用が少ない点で三環系抗うつ薬より優れていますが，躁転の危険性はSSRIより高いと考えられています。現在使われているSNRIは，venlafaxine（訳注：日本では用いられていない）です。その他の混合型の抗うつ薬（ノルアドレナリンとセロトニン情報系に作動）はミルタザピンですが，有効性がやや劣り体重増加や鎮静という副作用があります。

● ラモトリギン：この薬については，セッション7(p.83)ですでに述べました。本剤の抗うつ作用は緩徐で，医師は副作用の出現を回避するために増量をゆっくり行います。躁転はほとんどなく，その意味では安全な薬剤です。

● 電気けいれん療法（ECT）：精神運動抑制の強いうつ病や薬物抵抗性のうつ病に対して，高い効果を示す治療法です。セッション8(p.88)でこの治療法が安全であることを述べました。

● 心理療法：双極性うつ病に有効な心理療法は，認知療法と対人関係療法のみとされており，これらの治療には，抗うつ薬か気分安定薬が必ず併用されます。双極性うつ病の治療に，精神分析療法は有効でないことが示されています。

宿題 8

あなたがリチウム，バルプロ酸，カルバマゼピンを服用している場合，どの程度の間隔で血中濃度を測定するべきか，どうして検査が必要か，血中濃度の理想的な値はどれくらいか知っていますか？　正常の上限を超えた高いリチウムの血中濃度を体験したことがありますか？　どのような症状が出ましたか？

訳者からのワンポイント・アドバイス⑧

双極性障害に対する抗うつ薬の使用

　本書のセッション9は，抗うつ薬について記載されています。しかし最近では，世界的な潮流として，双極性障害に対して抗うつ薬を使うべきか否かという議論が巻き起こっています。

　本書が書かれた2006年頃は，双極性障害のうつ病相の治療には，当たり前のように抗うつ薬が使われていました。ところが，2007年頃から，双極性障害に抗うつ薬を使うことによって，躁転や軽躁転，ラピッドサイクラー（急速交代型）化，自殺のリスクが高まる可能性があることが指摘されるようになりました。また，同じ年に，双極性障害のうつ病相に対して，気分安定薬と抗うつ薬を組み合わせた治療をしても，気分安定薬のみで治療した場合と比較して効果が優れているとは言えないという報告もされました。

　これらを受けたかたちで，2009年以降に海外で公表された双極性障害のうつ病相の治療ガイドラインでは，抗うつ薬の併用を第一選択治療の候補としてあげていないものが増えています。わが国においても，2011年に公表された「日本うつ病学会治療ガイドラインI. 双極性障害」(http://www.secretariat.ne.jp/jsmd/mood_disorder/img/110720.pdf) によれば，「抗うつ薬（特に三環系抗うつ薬）の使用は，エビデンスの面からは推奨されない治療方法である」となっています。

　しかし，その一方で，抗うつ薬の併用なしでは十分な効果をあげられない双極性障害のうつ病相の患者さんもいることも事実です。海外の最新の治療ガイドラインにおいても，第二選択以降では抗うつ薬の併用を推奨しているものも多いので，気分安定薬のみでは症状のコントロールが困難な場合には，抗うつ薬の併用も選択肢の1つとして考慮してよいかもしれません。

　詳しくは，日本うつ病学会の「日本うつ病学会治療ガイドラインI. 双極性障害」をご参照ください。

（山田和男）

セッション 10 気分安定薬の血中濃度

目標

このセッションの目標は，気分安定薬を服用する際の定期的な血中濃度検査の必要性を理解してもらうことである．規則的に血中濃度の検査を受けていない患者が多く，理由としては，忘れている，血中濃度測定の重要さを理解していない，採血が怖いなどが考えられる．一方，検査の有用性を過剰に評価し，血中濃度を測定すれば障害の診断や予後がわかると考えている人もいる．本セッションでは，気分安定薬の血中濃度検査の重要性に焦点を当てる．

セッションの流れ

- いつものように，2つのライフチャートの提示で始める．
- ライフチャートの提示後に，服用しているリチウム，バルプロ酸，カルバマゼピンの量や，この半年間で何回これらの薬の血中濃度を測ったか尋ねる．検査回数が適正でなければ，なぜ検査を受けなかったのか質問する．その後，患者に気分安定薬の規則的な血中濃度検査の意味を尋ねて，宿題の回答を振り返る．
- 配布資料を提示して，質疑応答を行う．
- 配布資料と宿題を配って，セッションを終了する．

セッションのコツ

- リチウムは，欧州をはじめとして世界的に最も広く使われている気分安定薬なので，説明の多くをリチウムの血中濃度測定の重要性について当てている．
- よくみられる誤解は，双極性障害の原因は血漿の低いリチウム濃度であり，リチウムの血中濃度が診断的意味をもつというものである．この思い込みはかなり広く浸透しており，専門家でない人の不正確な情報に影響されている面もある．我々ははっきりと，血漿リチウム濃度測定の目的は，リチウムが中毒量になっていないことを確認し，必要であれば処方の量を調整することであると伝える．当然のことながら，双極性障害であろうとなかろうとリチウムを服用していない人では血漿中のリチウ

ムは検出されず，これは何ら病的な状態を意味しないことを説明する。
- 食事中の塩分については，医学的必要性の観点から低塩食（無塩食ではなく）を勧め，低塩食の開始初期に血漿リチウム濃度を測定し，中毒域へのリチウム濃度の上昇がみられないことを確認する必要性について説明する。さらに，食物の中に含まれる塩分の，日常的な些細な変動は中毒を起こす危険がなく，気にしないでよいことを説明して，患者を安心させる。
- 脱水によるリチウム中毒の危険性に関しては，リチウム服用中にサウナに通い始め，リチウム濃度の上昇により突然の副作用の発現を来すことがあるので，注意を喚起する。「不安が続いて手が震えるので鎮めたい」と，サウナ通いを始めた女性の患者がいた。手の震えはリチウムと関連しており，サウナに通えば通うほど，震えは悪化した。患者はサウナ通いとリチウムの血中濃度の関係を知らず，震えが悪化したとき，「神経質が悪化した」と勘違いし，サウナに行く回数をさらに増やした。もし脱水とリチウムに関する指導が行われなければ，患者は重篤なリチウム中毒を来したであろう。

配布資料

前のセッションでも少し述べましたが，気分安定薬の血中濃度を測定して，次のことを確認することは重要です。

1. 薬物が効果的な濃度に達している。すなわち有効域にある。
2. 薬物の濃度が高すぎず，中毒の危険がない。
3. 患者さんが薬を正しく服用している。

検査の回数は状況によりますが，服薬当初は，薬物の効果を最大に，副作用の危険を最小にしてくれる適切な血中濃度が得られるまで，検査を何回も行います。いったんこの濃度に達すれば，次のように濃度測定をフォローします。

1. 6か月ごとのルーチン検査時。
2. 気分安定薬の投与量が変更されたり，気分安定薬との相互作用がある薬が処方された場合。
3. 患者さんが不適切に薬を服用していることが疑われる場合。
4. 中毒や高すぎる濃度が疑われる場合。

激しい振戦，めまい，嘔吐，けいれん，視覚障害，激しい下痢，協調運動障害，困惑状態がみられた場合は，リチウムの中毒を疑います。カルバマゼピン，

oxycarbamazepine（訳注：日本では用いられていない）やバルプロ酸は，リチウムに比べて中毒症状を呈する可能性が低いとされています。

　リチウム血中濃度は0.4〜1.4 mEq/Lの間にあるべきで，これ以下の場合は治療効果に乏しく，これ以上の場合は中毒になる危険性が高くなります。カルバマゼピンの濃度は5〜15 μg/mlの間，バルプロ酸の場合は50〜100 μg/mlの間にあるべきです。

　リチウムは塩であり，その濃度は，低塩食や重篤な脱水（サウナ，ウイルス感染による発熱や嘔吐，運動による大量の発汗）など多様な要因で変動します。ですから，リチウムを服用しているときは食事の塩分摂取量を大きく変えることは避けてください。カルバマゼピンやoxycarbamazepineで治療されている患者さんも低ナトリウム血症の危険がありますので，同じように気をつけてください。

　処方量を変更した場合は，すぐには濃度が安定しないので，10日後くらい経ったときに血中濃度の測定を行います。検査結果が高いほうに変動してしまうので，気分安定薬の服用直後の採血は行いません。

> **宿題9**
>
> 　双極性障害であることは，あなたの「子どもを産む，産まないという判断」に，どのように影響しましたか？　子どもたちの将来に関して，どのようなことを心配していますか？

> **訳者からのワンポイント・アドバイス⑨**
>
> ## 気分安定薬（リチウム）の血中濃度
>
> 　本書のセッション 10 は，気分安定薬の血中濃度について記載されています。本書では，「リチウム血中濃度は 0.4～1.4 mEq/L の間にあるべき」と紹介されていますが，わが国では，維持療法中のリチウム血中濃度はおよそ 0.4～1.0 mEq/L を目安としています。低用量（0.4～0.6 mEq/L）に比べて高用量（0.8～1.0 mEq/L）のほうが有効性は高いのですが，副作用も強いようです。低用量でも躁病相やうつ病相の再発を予防できるならば低用量でよいのですが，低用量では有効性が不十分な場合には，高用量も検討すべきです。
>
> 　なお，リチウムの血中濃度は，維持療法中は少なくとも 1 年に 1～4 回は測定すべきです。血中濃度はトラフ値（最低値）を測定するのが望ましいとされています。これは最後に服薬してから約 12 時間後の値をさしますが，通常は朝の服薬前に測定することが多いようです。少なくともリチウム製剤を服薬した直後の，血中濃度が安定しない時期に採血した値は用いてはいけません。
>
> 　詳しくは，日本うつ病学会の「日本うつ病学会治療ガイドライン Ⅰ．双極性障害」（http://www.secretariat.ne.jp/jsmd/mood_disorder/img/110720.pdf）をご参照ください。
>
> 　　　　　　　　　　　　　　　　　　　　　　　　　　　　　　　　　　　（山田和男）

セッション 11 妊娠と遺伝カウンセリング

目標

　このセッションの目標は，向精神薬と妊娠という問題を取りあげることであり，女性にとって特に重要である。この分野の知識は近年発展しており，我々はセッションの内容を何度も更新した。10年前には，当時のデータに基づいて，リチウムの服用を受精前に中止すべきだと考えられており，このため病状が安定した期間に，慎重に計画して妊娠することを勧めるしかなかった。その後，リチウムを含む向精神薬の催奇形性の危険に関する研究により，催奇形性がそれほど強くはないことがわかり，メッセージは和らげられてきた。現在は，患者が適切に判断できるように，十分な情報を提供することに焦点が置かれている。基本的なメッセージとして，妊娠を決める前に精神科医に必ず相談し，産科医による綿密なコントロールを受けるように伝える。妊娠に関する内容は男性には関係ないと考え，セッションを欠席したいと言う男性患者もいる。実際には，このセッションの中で，双極性障害の遺伝の問題，患者が父親や母親として機能できるかなど，多くの話し合いがなされるので，すべての患者にとって重要なテーマである。

セッションの流れ

- 打ち解けたやり取りの後に，2人の患者にライフチャートの提示を依頼する。
- 女性の患者に，子どもがいるか，妊娠と薬物療法についての主治医との話し合いなどについて尋ねる。
- 双極性障害患者が父親や母親としての責任を果たせるか，もし子どもが双極性障害になったらそれは親にどのような意味をもつか，などの話題を提起する。宿題の記述が，こういった話し合いを促進してくれる。このセッションで取り上げる問題は，最終的には障害の受容に関わるので，患者同士の話し合いが重要である。
- 配布資料と宿題を配って，セッションを終了する。

セッションのコツ

- 産褥期の病状への心配については，障害の生物学的な特徴を強調するために，次のように伝える。産褥期の変化は，突然のエストロゲンの低下などの身体的，精神生物学的要因に由来しており，母親への役割の変化といった心理社会的な要因によるものではない。
- 妊娠中に薬を服用するか否か，専門家は情報を提供し相談にのるが，最終的には患者が決定しなければならない。助言を干渉と考える患者もいる。グループで我々は一般的な情報を提示するが，個々のケースについては言及せず，主治医と相談するようにアドバイスする。
- 各患者にとって気分障害がどんな意味をもつのかに関連して，外傷的な心情が語られることがある。つまり，双極性障害のために不遇な体験をした患者は，「私は子どもを作らない」「私はこの障害で，子どもの人生を壊したくない」「子どもにこの障害が遺伝したら自分を許すことはできない」などと訴える。一方，それほど激しい体験をしていない患者が，こういった発言に感情を害し，「自分はこの病気になることを選択したわけではないが，私は治療をうまくやっている」「もし私の子どもに障害が遺伝しても，それほどひどいことだとは思わない」などと相手の発言を否定しようとすることもある。こういった議論は，障害について深く考える機会となり，障害の受容を促すきっかけとなることもあるので，(このセッションや他のセッションでも) 治療者はこういった話し合いを励ますべきである。話し合いがお互いへの敬意をもって行われている限り，治療者は話し合いに介入したり，調停しないほうがよい。病気になったことがない人間が，患者が障害に対して感じていることについてあれこれ述べても，患者は受け入れない。治療者は，こういった状況で，どちらかの肩をもつような行動をとってはいけない。
- 双極性障害の治療は，この15年間で劇的に進歩しており，これからの15年間でさらに劇的な進化をとげることが期待されている。こう伝えると，子どもが20年以内に双極性障害を発症することを過剰に心配している患者が，少し安心するかもしれない。

配布資料

　多くの患者さんが，子どもに関連するいろいろなことについて心配します。このセッションでは，「自分は双極性障害にかかっているけれども，子どもを作ってよいだろうか？」「子どもは将来，双極性障害になるのだろうか？」といった質問に答えます。
　夫婦のどちらかが，双極性障害のような遺伝的な要因のある慢性疾患にかかっていると，子どもが同じ病気になることをおそれて，子どもを作ることをためらうことが

多いと思います。この危険性は，家族の中に何人病気の人がいるか，子どもの数，障害のサブタイプ，患者が男性か女性かなどによって異なります——運もあります。双極性障害が悪化すると，父親や母親としての義務を果たすことが難しくなるので，父親や母親の職業，病気に関する考え方，家族の理解，病気の重症度なども重要な影響を及ぼします。

双極性障害の患者さんの子どもは，障害をもたない人の子どもに比べて双極性障害にかかる率が高いことは事実ですが，患者さんの子どもの発症リスクは約20％であり，これは，子どもが病気になる可能性（20％）に比べて病気にならない可能性（80％）のほうがずっと高いことを意味しています。ただし，両親が2人とも双極性障害またはその他の感情障害にかかっている場合には，危険性はより高くなります。障害は1～2世代越えて発症することもあり，また，双極Ⅰ型障害の父親の子どもが双極Ⅱ型障害に罹患するなど，いつも同じ重症度や病型で遺伝するわけでもありません。

双極性障害の治療薬の中には胎児の奇形のリスクを高めるものがあるので，妊娠を希望する場合は，十分な計画を立てることを強く勧めます。薬を中断すると，妊娠中に病相が再発し，妊娠の継続自体が困難になる可能性がありますので，こういったリスクについても考慮しなければなりません。妊娠を希望する場合は，精神科医に必ず伝えてください。そうすると，適切な薬を徐々に減量するか，すぐに減量できない場合は，経過を考えていつ減量を始められそうかについて話し合います。妊娠は責任を伴う重要な決断であり，うつ病相や躁病相のときにこういった決断をすることは望ましくありません。また，薬物の減量には再発のリスクが伴うこともあり，病状安定期に妊娠を計画するのが理想的です。

リチウムはエブスタイン奇形（心奇形）などの先天性奇形が出現するリスクを高めますが，このリスクは相対的には低いものです。精神科医との話し合いで一時的にリチウムをやめる方針となった場合は，服用の中止は，妊娠前6か月の間にゆっくり行います。リチウムの催奇形性は胎児の形成期である妊娠第一期で特に有意であり，妊娠第二期ではあまり高いリスクを伴わないので，普通はこの時期に服用を再開します。また，精神科医がより催奇形性の少ない薬物を選択したり，再発した場合には患者にも胎児にも安全である電気けいれん療法（ECT）を勧めることもあります。バルプロ酸は胎児の二分脊椎を招く危険性があることが知られていますが，この危険性はカルバマゼピンに比べると低いと言われています。いずれの薬の場合も，妊娠前に葉酸値を測定することが強く推奨されています。

リチウムを減量するとすぐに再発してしまう場合は，超音波検査で胎児の奇形リスクをフォローしながら，妊娠期間を通してリチウムが投与されることもあります。奇形が確認された場合には，妊娠を中止するかどうかは，母親が決定することになります。

すべてのケースで，再発のリスクが最も高い時期は，妊娠中ではなく産褥期です。

出産前に治療を受けたことがない人の50％に，出産後，エストロゲンの低下によって躁またはうつ病相が観察されます。元々治療を受けていて，妊娠中治療が中断されている場合は，出産後ただちに治療を開始することが重要です。

母乳による養育については，リチウムをはじめとして，薬物は血液から母乳に移行して乳児に中毒を引き起こすリスクがあるので，母乳はあきらめて，人工乳による養育が望ましいと言えます。

別な問題ですが，カルバマゼピンやoxycarbamazepine（訳注：日本では用いられていない）は，経口避妊薬の効果を弱めますので，カルバマゼピンを服用している患者さんは薬以外の避妊方法（たとえばコンドームや子宮内避妊具など）を用いてください。ホルモン剤の避妊薬は，症状悪化とまではいきませんが，情緒を不安定にするようです。

> **宿題 10**
>
> 精神科医が勧めていない治療法や薬物で，病気を治そうとしたことがありますか？　それはなぜですか？　どんなことが起こりましたか？　双極性障害患者の治療に関して，スピリチュアルな治療法，占星術，ヨガ，瞑想，その他の代替治療についてどのように思いますか？

> **訳者からのワンポイント・アドバイス⑩**
>
> ### 気分安定薬と抗精神病薬の妊娠中および授乳中の服用
>
> 本書のセッション11で，「向精神薬と妊娠」という問題が取り上げられています。以下，わが国の添付文書や各国のガイドラインなどに基づき，補足させていただきます。
>
> 妊娠中・授乳中の薬の安全性は，薬の種類によって異なります。気分安定薬と抗精神病薬に関する欧米のガイドラインを，**表-A**と**B**にまとめました。「妊娠したらすべての薬を中止しなくてはいけない」と患者さん御自身の判断で服用を中止すると，再発することがあります。特に，出産後は双極性障害の再発リスクが高い時期です。催奇形性や胎児毒性というリスクと妊産婦の方々の気分安定というベネフィットを考慮し，主治医やご家族とよく相談したうえで，方針を決定してください。
>
> （尾崎紀夫）

表-A 妊娠中の投与薬剤

種類	一般名	添付文書	FDA	オーストラリア
気分安定薬	リチウム	禁忌	D	D
	カルバマゼピン	★	D	D
	バルプロ酸	原則禁忌	D	D
	ラモトリギン	★	C	D
抗精神病薬	リスペリドン	★	C	B
	オランザピン	★	C	C
	クエチアピン	★	C	C
	アリピプラゾール	★	C	C

添付文書の分類基準
禁忌：妊娠中は，処方が一切できません。
原則禁忌：妊娠中は，基本的に処方ができませんが，治療上特に必要とする場合に限り，処方可能な場合があります。
★妊娠中の投与に関する安全性は確立していないため，治療上の有益性が危険性を上回ると判断される場合にのみ投与する。
・FDA（Food and Drug Administration）：アメリカ合衆国政府機関の分類基準
　A：ヒト対照試験で危険性がない。
　B：ヒトで危険性があるという証拠はない。
　C：危険性はあるが，投薬のベネフィットがリスクを上回る場合は使用を考慮する。
　D：明らかに危険であるという証拠があるが，容認される場合もある。
　X：禁忌。
・オーストラリア政府の治療ガイドライン（2007）の基準
　A：多数の妊婦に使用されてきたが，奇形や胎児に対する悪影響の頻度が増大するという証拠はない。
　B：妊婦へのデータは不十分であるが，奇形や胎児に対する悪影響の頻度が増大するという証拠はない。
　C：催奇形性はないが，胎児に有害作用を引き起こす可能性がある。
　D：胎児の奇形や不可逆的な障害の発生頻度を増す可能性があると疑われる。
　X：胎児に永久的な障害を引き起こすリスクが高く，妊娠中は使用すべきでない。

表-B 授乳中の投与薬剤

種類	一般名	American Academy of Pediatrics
気分安定薬	リチウム	重大な副作用があるため注意して投与すべき
	カルバマゼピン	授乳可
	バルプロ酸	授乳可
	ラモトリギン	乳児への影響は不明であるが問題がある可能性あり
抗精神病薬	リスペリドン	データ不十分
	オランザピン	データ不十分
	クエチアピン	データ不十分
	アリピプラゾール	記載なし

（American Academy of Pediatrics：The Transfer of Drugs and Other Chemicals Into Human Milk. Pediattrics 108：776-789, 2001 より）

セッション 12 薬物療法と代替療法

目標

多くの患者が，代替療法（ホメオパシー，自然療法，神秘療法など）や，民間療法家（透視能力者，スピリチュアルアドバイザー，ヒーラー）に助けを求める。こういった患者は，医学的治療と代替治療では，有効性の根拠が全く異なっていることを認識していない。このセッションの目標は，医学的治療が承認される前にどのようなことが要求されるのか，なぜ代替療法が効果がないのかを説明することである。

セッションの流れ

- 自分のライフチャートを提示したいという患者がいたら，最初の20～30分で2～3の提示を行う。
- これまでのセッションと異なり，このセッション12の講義は，患者への問いかけではなく，説明で始める。まず，一般人のほとんどは，科学的な方法とは何か，臨床研究とはどのようなものかを知らないので，これら2つについて説明する。この説明をしておくと，配布資料を示した後に，科学的な治療と非科学的な治療の違いを，患者にわかりやすく説明できる。
- 宿題に基づいて，双極性障害における代替療法の役割について討論してもらう。
- 代替療法を1つずつとりあげるか，あるいはすべてを一度に取り上げるかは，どちらでもよいが，無害なものと有害なものとを区別する。
- 配布資料を示す。
- 次のセッションの内容と宿題を伝え，セッションを終える。

セッションのコツ

- 他のセッションでは，治療者は中立的な立場をこころがけるが，このセッションは別で，治療者は薬物療法，科学的な治療の側に立つ。「どちらかの肩をもたない」ことは，不可能かつ不合理である。一方，議論自体は参加者の間で進めてもらう。患者は，しばしば重要なデータを知らなかったり，無視したりするので，治療者は適

宜データの提供を行う。
- 代替療法を擁護する患者が1人だけの場合は，（患者の主張には間違いがあるが）グループの中で孤立しないように気をつける。ただし，科学的でない主張には譲歩せず，話が冗長になったり，過激にならないように配慮し，話をまとめていく。
- このセッションでは，信仰についての話題がよくもち上がる。信仰は多くの患者に感情的な影響を及ぼすデリケートな話題であり，この話題についてはあまり深入りしない。以前から宗教を信じている人にとって信仰は大切であるが，一方，信仰やお祈りで双極性障害が治らないことは明らかであり，ときには改宗したいという気持ちや突然の啓示が，エピソード（挿話）の兆候であることもある。
- 代替療法に親近感を抱く患者が，代替療法によく反応した例外的なケースを引き合いに出し，客観的な議論を拒絶しようとすることがある。こういった状況に備えて，あらかじめ科学的な方法とは何か，臨床試験とは何かを説明しておき，これに基づいて対応を行う。
- 薬物療法と代替療法を併用して受けてもいいかという質問もみられる。代替療法が禁忌ということはあまりないが，患者に「一方では薬が多いと思っているのに，他方で有効性に何の保証もない治療を受けるのは不合理ではないですか？」などと指摘する。

配布資料

　これまで，双極性障害の薬物療法について説明してきました。薬が販売される前には，実験室における動物実験，安全性，忍容性，効果の証明，健常者や患者さんを対象とする臨床治験などが，非常に厳密な手順で行われます。

　薬を服用した患者さんに害を与えないことが安全性であり，治療効果が副作用より大きいことが忍容性です。リチウムを服用すると，振戦，下痢などの不快な症状がみられることがあります。しかし，リチウムを服用しなければ，再発，入院，失職，家族関係の破綻，自殺企図など，極めて重篤な事態が起きますので，これらと比べた場合，多少の不快な症状がみられるとしても，忍容性があると判断されます。

　薬に関する臨床研究の（安全性，忍容性に続く）3つ目の目標は効果の確認——症状の改善や消失に役立っているかということです。「何も治療をしていない状況よりは，よい効果がある」というだけではだめで，すでに用いられている薬と同等かそれ以上の効果があることを示さなければ，新しい薬の販売は認められません。これらの研究は製薬会社にとって非常にコストがかかりますが，これらの研究のおかげで，販売されている薬の信頼性が保障されているのです。

　精神療法についての判断も，概ね同じ手続きで行われます。今日，「どういう精神療法でもよい」「何でもありだ」という考え方は，受け入れられません。薬物よりは研

究の歴史が浅いですが，精神療法に関する同じような研究が，世界中で行われています。精神療法的な介入は，十分な数の患者さんに対して効果を報告している研究に基づくべきです。ときに何の根拠もなく，奇跡的な介入を弁護する心理療法家がみられますが，こういった主張は，精神医療から完全に排除されなければなりません。

　治療は，どんなものでも，その効果は科学的な手法によって証明されていなければなりません。双極性障害の患者さんは，真偽が疑わしい「奇跡的な治療」にひっかかってはいけません。治療的であるという宣伝に何の根拠もなく，よくて効果はないが無害という程度で，悪ければ患者さんの健康に重大な被害を起こす，詐欺のような「治療」が世の中にはたくさんあるのです。

　言いかえれば，科学的な根拠を示せるものが治療であり，示せないものが「代替療法」です。双極性障害の場合，薬物療法や電気けいれん療法（ECT）が標準的な治療と考えられています。精神療法の中では，患者と家族に対する心理教育，認知行動療法と対人関係療法だけが，効果が証明されています。

　精神力動的精神療法について述べると，精神分析は，20世紀の前半に新しい概念をもち込み，社会的，文化的な革命を起こしました。しかし現在のところ，双極性障害の治療としては，全く効果が証明されていません。精神分析は精神疾患にかかっていない人のパーソナリティを詳細に検討するには役立つかもしれませんが，精神疾患をもつ患者には，ストレスが高すぎて症状の悪化を引き起こします。また，精神分析では，感情的な外傷や葛藤が双極性障害の原因であるとして，生物学的な原因を無視しようとする場合があります。この主張は科学的根拠に反しているだけでなく，患者や家族の中にいたずらに罪悪感を生み出しますし，ときには薬物療法をやめさせようとする精神分析家もいます。このようなことはすべて，再発のリスクを高めます。精神力動的精神療法の古典的な要素を心理療法に組み入れる場合でも，根本的な治療は医療モデルに従って行わなければなりません。

　深刻なのは，超常的，宗教的，霊的，神秘主義的，東洋風の「治療」です。これらの「治療」は，効果や実用性が全く証明されていないだけでなく，こういったいかがわしい行為を行うには，何の公的な資格も必要ありません。つまり，精神療法と異なり，これらの「治療」は，精神医学的，臨床心理学的訓練を全く受けていない人によって行われるのです。ですから，これらは，よく言っても無知，悪く言えば意図的な詐欺で，患者さんや家族の無力感，絶望感，性格的な弱さにつけこみ，あとで新興宗教に勧誘されたりします。

　ホメオパシーや自然療法も，現時点では双極性障害の治療として効果は証明されていません。これらの「治療」の利点は，方法が自然のもので，副作用が「コップ一杯の水」と同じ程度だということです。欠点は，治療効果も「コップ一杯の水」と同様だということです。効果がない以上，双極性障害の患者さんがホメオパシーの治療のみを受けていれば，当然，再発を繰り返し，病気の悪化を招きます。

メンタルヘルスは，訓練を受けていない人間や効果が証明されていない「治療」に任せるには，あまりにも深刻な事柄です。薬物による適切な治療と，効果が証明された技術を専門とする精神療法家の支援のみが，双極性障害の患者さんに良好な回復を保障できるのです。

> **宿題 11**
>
> 　精神科医が「薬をやめてよい」と言わないのに，薬をやめたことがありますか？　何が起きましたか？　なぜやめたのですか？　服薬はどんな害を与えると思うか，述べてください。

訳者からのワンポイント・アドバイス⑪

代替療法の効果

　本書のセッション 12 は，代替療法についての説明です。本書では紹介されていませんが，わが国では，漢方薬や鍼灸（はり・きゅう）も代替療法にあたります。漢方薬や鍼灸も，双極性障害に対して効果的であるという科学的根拠は全くありません。ですから，本書で紹介されている他の代替療法と同様に，双極性障害の患者さんが漢方薬や鍼灸の治療のみを受けていれば，当然，再発を繰り返し，病気の悪化を招きます。

（山田和男）

セッション 13　治療中断に関連するリスク

目標

　アドヒアランスが守られないことは，医療全般，特に精神医療において大きな問題である。双極性障害患者の認識が改善しても，アドヒアランスが守られないことはよくあり，再発の主な原因である。このセッションは，治療アドヒアランスに関するユニットの最後であり，治療の中断による再発のリスクを理解させることを目標としている。

セッションの流れ

- ウォームアップの会話が終わったら，患者がいずれかの時点で治療を中断したライフチャートをおさらいして，治療を中断すると通常再発が起きることを確認する。このようなライフチャートがないか，再発が起きていなければ，セッション6の例4（p.69）を用いる。
- このセッションでは，患者間のやりとりが活発にみられる。我々の10年にわたる経験では，ほとんどの場合，アドヒアランスの不順守を正当化しようとする患者がみられる。このとき，心理士もしくは精神科医だけが服薬の必要性を弁護しないようにする。患者同士が，アドヒアランスを守ろうという助言をしたほうが，効果的なのである。
- このセッションでは，アドヒアランスを守らなかったと正直に話してくれる患者がいると，建設的な話し合いをもつことができる。もし，現在アドヒアランスを守っていないと打ち明けてくれる患者がいたら，その理由をグループに話してもらう。このとき，批判的な態度を取ってはいけない。むしろ，患者が誠実に，このような重大な問題を治療者と他のメンバーを信頼して話してくれたことに感謝し，「治療を中断した理由を我々が理解しようとしている」という気持ちを伝える。しかし同時に，治療の中断が引き起こすリスクについて説明し，主治医と話し合うように勧める。当日，主治医がセンターに勤務している場合は，共同治療者の1人が主治医に連絡して，予定外の診察をしてもらう。ある時点で治療を中断したことがある患者に，自分の経験を話してもらうことも有益である。

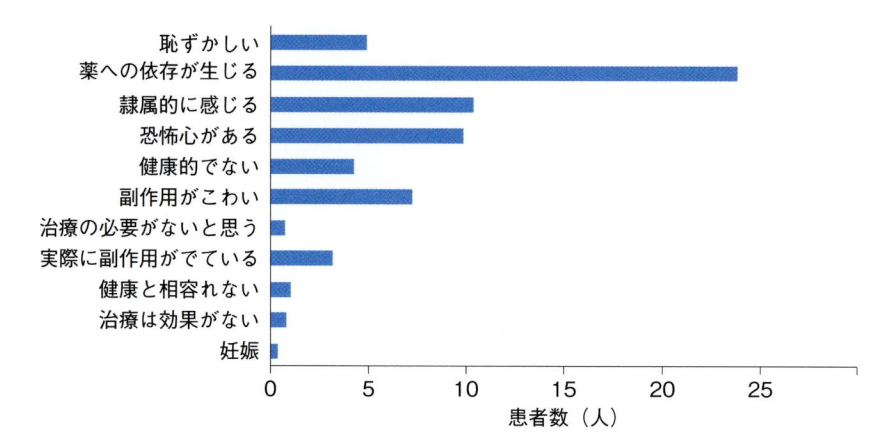

図-5 双極性障害患者が治療を中断する理由
(Morselli PL, Elgie R, GAMIAN-Europe : GAMIAN-Europe/BEAM survey I-global analysis of a patient questionnaire circulated to 3450 members of twelve European advocacy groups operating in the field of mood disorder. Bipolar Disord 5 : 265–278, 2003)

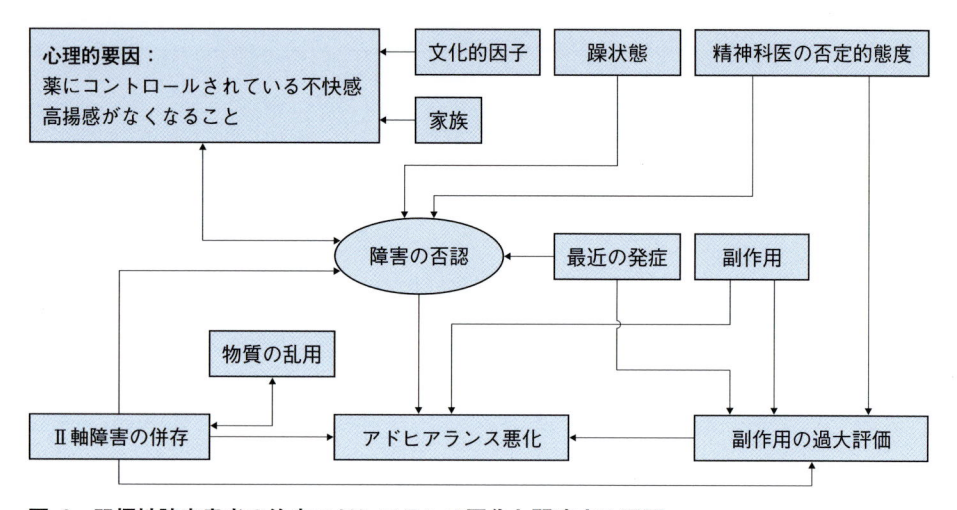

図-6 双極性障害患者の治療アドヒアランス悪化と関連する要因

- 配布資料を示す前に、患者が治療をやめたいと思う理由をあげてもらい、ホワイトボードに書き出してリストを作る(**図-5**)。
- 参加者が理解できそうであれば、アドヒアランスが守られないことに影響する要因を示す**図-6**を使うのもよい。
- 非常に有益でかつ楽しめるのは、「薬を忘れないための秘訣」「日々服薬を忘れないための工夫」を、参加者にそれぞれ話してもらうことである。患者は、この課題でアドヒアランスを改善する新しい方法を学べるし、治療者は、服薬のパターンが不適切なため再発の危険性が高い患者を把握できる。プログラムの終わりには、患者は「今日の集まりはとても興味深く役に立った」と評価することが多く、「服薬のやり方を変えようと思う」と述べる患者もいる。治療者自身は、薬を長期にわたって

内服しているわけではなくモデルになりえないので，患者がお互いに助言し合うようにする。秘訣や工夫には，以下のようにいろいろなものがある。

・歯磨き，朝食，夕食など，毎日の決まった行動のときに服薬する。
・「薬を思い出す箱」(1週間分の薬の入れ物)を使う。
・時計のアラームのような警告を使う。
・服薬したら，腕時計を変える。
・スケジュール帳に服薬を書いておく，携帯電話のアラームを設定する。
・薬を家中，あるいは異なる場所(会社，バッグの中，風呂場)に置いておく。
・パソコンのスクリーンセーバーに「服薬したか？」と書く。
・「交通信号」の技法を用いる――片面が赤，もう片面が緑の丸紙をいくつか作り，朝は赤にしておき，薬を飲んだら緑にする。就寝する前に赤い面が見えていれば，薬の飲み忘れに気がつく。この方法を聞いた別の患者は，紙をマグネットにするなど，さらに改良を加えた。

● 患者が自分に合った方法を見つけ出すことが大事である。中には服薬の習慣が確立していて，こういった工夫を必要としない患者もいる。
● このセッションの基本的な目標は，アドヒアランスの不順守と再発の関連を理解させることであり，そのために，必要であれば多くの例を提示するべきである。患者自身が，自発的にこういった例を提示してくれるとなお有益である。
● 配布資料を説明し，宿題と一緒に渡してセッションを終了する。

セッションのコツ

● 「軽躁エピソードがあってもかまわない」と考えている患者には，軽躁状態が単独で起きることは珍しく，多くの場合，うつ病エピソード，躁状態，混合状態が付随することを説明する――「山高ければ谷深し」と説明するのもよい。
● 患者が，軽躁状態や躁状態を「楽しい期間」と考えないように説明する――躁状態への「嗜癖」があり，自ら再発を求めて気分安定薬の服用を止める患者がいるので。このためには，躁状態には，不安，焦燥，思考奔逸，恐怖感を伴った精神病症状など，非常に不快な症状が伴うことを強調する。これによって，躁状態の再発を避けようとする動機づけを促す。
● 副作用については，本当の副作用と「不快な症状が起きはしないか」という恐怖の区別，また双極性障害が悪化したときの深刻な影響を考えて，軽微な副作用に耐えることの意義について説明する。
● 環境についても話し合う。患者を取り巻く人々は，家族ですら服薬の必要性を理解せず，「なぜそんなにたくさん薬を飲むのか」「精神的な問題は自分で解決すべきで，薬に頼るべきではない」「薬中毒で，お前はゾンビ(幽霊)のようだ」などと，アドヒ

アランスに否定的な影響を与える。最初のユニットで「自分が双極性障害であることを他人にどのように伝えたらいいか（もしくは伝えるべきか）？」という論点が重要であったように，このセッションでは「長期にわたって服薬する必要があることを他人にどのように伝えたらいいか」というテーマに取り組まなければならない。薬を飲む必要について，誰に，どのような方法で話すかは，慎重に考えなければならないことを説明する。また，他の人に話すときは，双極性障害の生物学的な側面を強調して治療の必要性を説明するように助言する。一方，状況によって——たとえば職場での昼食時の服薬など——服薬が煩わしい場合は，主治医と相談するように勧める。多くの場合は，まとめて朝とか晩の1回の服用とし，煩わしさによる怠薬を回避できる。

配布資料

　双極性障害の患者さんの約半数は，治療開始後1年以内に服薬をやめてしまい，それ以外の患者さんも続く期間に服薬をやめてしまうことが多いのです。10人中7人の患者が，治療のある時点で服薬をやめてしまい，10人中9人が服薬をやめることを真剣に考えるようです。一方，治療をやめることは再発の最も頻度の高い引き金です。

　服薬をやめてしまう理由として，以下のものがあるようです。
- 薬に気分をコントロールされるのは嫌だと感じる。
- 薬を用いなくても，双極性障害をコントロールできると考えている。
- 軽躁状態を見過ごしてしまう。
- 病気であることを認めていない。
- 副作用を過大評価する。
- 長期間の服薬の結果をおそれる。
- 「依存を生じる」「薬をのむと能無しになる」など，薬について誤った考えをもっている。
- 誤った情報に振り回されている。
- 通常気分になったときに油断してしまい，病気が慢性であることを理解していない。
- 軽躁状態や躁状態が始まっている。

　リチウムなどの気分安定薬は，再発を防いでくれますが，このためには怠薬しないで正確に服薬することが必要です。リチウムは効果の発現が遅いので，具合が悪いと感じてから服用を再開しても間に合いません。気分安定薬の効果は，長期の通常気分状態の維持，生活の質の改善を助けてくれます。

　家族や周囲の人の態度は，患者さんの治療へのアドヒアランスを維持するうえで重要なので，こういった方々にも，病気や治療に関する情報を勉強していただくことが

必要です。

　リチウムを中断することのリスクは何でしょうか？　リチウムなどの気分安定薬による治療を中断すると，病気の経過が悪化し，入院が繰り返されます。気分安定薬の服用をやめた患者さんの半数以上が6か月以内に，9割が続く1年以内に再発し，自殺のリスクも非常に高まります。また，リチウムの場合，せっかくリチウムが効果的だった患者さんでも，突然服用をやめると，その後リチウムの効果がなくなる可能性があります。

　「服薬をしていても再発したことがあるので，服薬してもしなくても同じだ」と主張する患者さんもいます。確かに，服薬をしていても悪化する可能性はゼロにはなりません。しかし，服薬をしていれば，再発の可能性が低くなりますし，もし再発したとしてもその病相の期間が短く，重症度も低くてすみます。

宿題12

　今までにアルコール，コーヒー，マリファナ入りのタバコ，コカイン，デザイナードラッグ（擬似薬物），LSD（幻覚剤の一種）もしくは他の中毒性物質を使用したことがありますか？　使用した目的は何ですか？　今はどのくらいの頻度でそれらを使っていますか？　こういった物質は，双極性障害にどのような影響を与えると思いますか？

ユニット 3

精神活性物質乱用の回避

　双極性障害患者の約半数，厳密に言うと 46％は，DSM-IV の診断基準でアルコール乱用または依存と診断される。米国の疫学データ（Epidemiological Catchment Area；ECA）によると，双極性障害患者が薬物に依存するリスクは一般人口の 6 倍以上高く，双極 I 型障害患者に限ればさらに高い。双極性障害患者の 3 人に 1 人は薬物乱用が併存する。また，乱用や依存の診断基準は満たさないが，アルコールや他の精神活性物質の使用が問題になっている患者も多い。というのは，アルコール，大麻などの精神活性物質は，乱用でなくとも，再発のきっかけとなるからである。

　本プログラムは物質依存に対する専門プログラムではないが，精神活性物質の使用を回避させ，双極性障害の再発を誘発する要因をコントロールすることを目指している。この目的を達成するために，一般に有毒と考えられているアルコール，大麻，コカイン，覚醒剤，幻覚剤，アヘン剤などの物質だけでなく，コーヒーの乱用についても取り上げている。コーヒーを過剰摂取したり，軽いうつ症状に対してコーヒーを刺激剤として用いる患者がいるからである。コーヒーを多量に摂取すると，睡眠の質に影響を与え，再発のリスクを高めるが，多くの患者はこのリスクを知らず，「私はちゃんと眠れているから，コーヒーの影響はない」などと軽く考えている。プログラムでは，乱用だけでなく，誤った摂取によるリスクについても説明し，コーヒーやカフェインは摂取後 8 時間睡眠に影響を及ぼすので，午後 4 時以降はコーヒーやカフェイン入りの飲料を飲まないように警告している。

　精神活性物質使用に対する患者の理解を促すために，物質の使用と双極性障害の関係の 4 つのパターンを説明する。

1　自己治療：エネルギー不足または無気力の解消にコカインを使用したり，不安の解消にアヘン，アルコールまたは大麻を用いるなど，症状を軽減しようとして，精神活性物質を使用する患者は多い。これについては，精神活性物質の使用は，双極性障害の経過を悪化させることを警告する。

2　再発の引き金：精神活性物質によってリスクは異なるが，精神活性物質の使用は再発の強力な引き金となるので，患者に警告する。

3　症状の隠ぺい：精神活性物質の使用によって，気分症状が覆い隠され，症状の評

価や診断の混乱を招く恐れがある。
4 経過への影響：少量の精神活性物質を慢性的に使用しても，再発を誘発しないと考えている患者には，中長期的に経過が悪化するリスクについて伝える。

　本プログラムの全体を通じて，双極性障害の経過を改善するために，精神活性物質使用を避けることの重要性を説明している。このセッションでは，特に集中的に精神活性物質使用の問題を取り扱っているが，原因と誘因（きっかけ），経過，代替療法，状態悪化時の対応，規則正しい生活スケジュールなどに関するセッションでも，取り上げている。

セッション 14　精神活性物質：双極性障害におけるリスク

目標

　双極性障害患者のおよそ50％に，薬物の乱用や依存がみられる。10人の双極性障害の男性のうち7人は，躁病相においてアルコールを乱用し，経過を悪化させている。このセッションの目標は，ハードドラッグと言われるものだけでなく，コーヒーやアルコールのような日常的な物質のリスクについても，認識を促している。カフェインを摂取する双極性障害患者の数は非常に多く，睡眠やパニック発作への影響にもかかわらず，ほとんどの場合，カフェイン摂取を問題と考えていない。

セッションの流れ

- 治療者の1人がグループのメンバーと気楽な会話をしている間に，別の治療者がボードに以下のリストを書く。
  - ビール
  - ワイン
  - ジョイント（マリファナを紙で巻いて吸うこと）
  - ウイスキー，ラム，その他強い酒
  - 麻薬（"トリップ"）
  - コカイン
  - アンフェタミン
  - 刺激的な飲料（レッドブル）
  - コーラ
  - コーヒー
  - エクスタシーなどの合成麻薬
- 気楽な会話が終わったところで，患者に以下のように質問する。「ボードに書いてある物質のうち，双極性障害に，どれが危険性があると思いますか？」。ほとんどの患者は，コーヒー，コーラをリストから外し，ときにはワインやビール，場合によってはマリファナさえリストから外す。このセッションの基本的なメッセージは，リストのすべては，乱用と依存の可能性がある有害物質であり，双極性障害患者に

- は勧められないということである。セッション開始時に，このメッセージを明確に伝えることが重要である。
- こう伝えると患者は熱心に議論を始めるので，我々は2〜3の専門的なコメントをするにとどめ，患者の間で議論を進めてもらう。
- 患者は，精神活性物質に関するデータを区別できず，議論が混乱しがちになるので，物質をグループ分けする。普通，アルコールから始め，ボードに大きく「アルコール」と書いて，20分間，双極性障害とその治療に関して，アルコールの使用と処方薬との相互作用などの問題を話し合おうと告げる。また，それぞれの物資の使用頻度に応じて，議論に割く時間を分配する。
  - ・アルコール：20分
  - ・マリファナ：10分
  - ・コカイン，麻薬，合成麻薬：10分
- 時間配分は，参加している患者の構成による。あるグループでは，ほとんどの患者が常習的なマリファナ使用者で，ほぼすべてのセッションを使って，「マリファナのメンタルヘルスへの有害な影響」について話し合った。しかし，他のグループでは，マリファナは危険な物質だと認識されており，誰も常用していなかった。同じことはアルコールでも起こりうるが，一般には，患者であるかないかにかかわらず，アルコールが最も広く使用されている。
- ほとんどの患者はコーヒーの危険性を認識していないので，コーヒーに関する議論は，我々が行う。患者はしばしばコーヒーを乱用しており，コーヒーは軽躁病と不安の誘因であるため，「コーヒーをあなどってはいけない」と強調する。カフェイン依存は，通常，診断として見過ごされており，グループの中に1〜2名，カフェイン依存の患者がいることは珍しくない。
- 普通，グループの中に喫煙者がいるので，喫煙についても取り扱う。喫煙は，双極性障害の経過に重要な影響を及ぼさないようであるが，喫煙を奨励しているという印象を与えてはならない。すべての人の身体的な健康に対する喫煙のリスクについて，説明するべきである。
- 質問を受けつけ，配布資料と課題を配って，セッションを終える。

セッションのコツ

- セッションを行うとき，「道徳的カウンセリング」「父親風を吹かせる警告」「警察官のような態度」といったニュアンスを与えてはならない。道徳ではなく，厳密に医学的理由から，たとえばマリファナを避けるように勧めるのだとはっきり説明する。
- このために，以下のような点を指摘する。

- アルコールとコーヒーは，合法的だが，双極性障害患者にとってはマリファナと同じくらい有害である。
- ドーナツとクッキーは合法的だが，糖尿病患者は食べてはいけない。アンチョビは合法的でおいしいが，高血圧患者は食べてはいけない。同じ理由で，双極性障害患者は，どんなに好きであったとしてもマリファナを使用してはならない。このアドバイスは法律や倫理とは関係なく，どんな物質が双極性障害にとって危険かから成り立っている。

● 心理士から――主治医からは許可が得られなかった――アルコールなどの物質を「ほどほどに使うこと」への許可を得たいと，「躁でもうつでもない正常な状態のときは，夕食時，ワインを1杯飲んでもよいですか？」「ビールをレモネードで割ったシャンディーくらいなら飲んでもよいですか？」などと質問してくる患者がみられる。実際一部の患者は，少量の物質を摂取することができるかもしれないが，そう言ってしまうとセッションのメッセージを著しく弱め，重大なリスクを起こすので，こういった質問には極めて慎重に答えなければならない。心理教育プログラムの間に，心理士が主治医のように患者を深く知り，アルコール乱用のリスクを評価することはできない。だから，「それは，主治医と話し合ってください」と答える。もし「毎朝ブランデーを飲んだけれど，私には何も起きなかった」「酒の飲み方がわかっていればいいんだよ」などと言う患者がいたら，止めさせなければならない。

● 大部分の患者は，コーヒーやコーラが再発を誘発し得るという話に，懐疑を示すので，以下のような説明をする。
- 双極性障害に対するコーヒーのリスクに，ノルアドレナリン作動性といった生物学的基礎がある。
- コーヒーの乱用に関連した身体的問題がある。
- コーヒーの乱用で生じた，双極性障害の病状悪化の例がある。

セッションの間に，コーヒーのために問題が生じた患者がいれば，それを取り上げる。

● 実際，あるグループにおいて，新しい仕事を得た後に混合性エピソードが生じて入院し，プログラムへの出席が中断した患者がいた。患者はプログラムに戻ったとき，次のような話をした。新しい仕事は，コーヒー会社の営業担当者で，1日中コーヒーの銘柄を変えてもらうようにコーヒー店主に頼むのが仕事であった。その結果，彼は1日に10杯以上のコーヒーを飲み，それが病状悪化の誘因であった。この話は，グループの他の患者に非常に役立った。我々は他のグループでもこの話を紹介して，乱用とは言えないコーヒーの摂取でも病状悪化が起きることを指摘している。

配布資料

　精神活性物質とは，アルコール，タバコ，コーヒーなど合法なものにせよ，マリファナ，コカイン，幻覚剤など違法なものにせよ，意識，行動，思考および感情の状態を変化させ，依存または乱用をもたらす物質を指します。研究によれば，双極性障害の患者さんの60％程度に，アルコールなど何らかの精神活性物質の乱用または依存がみられます。精神活性物質を使用していると，再発や入院の頻度が高まります。

　精神活性物質の乱用または依存の問題がある患者さんは，双極性障害ときちんと診断される前に，薬物を用いて，症状を軽くしようと試みていることがあります。たとえば，アルコールを「精神安定剤」として使ったり，また無気力やうつ状態を改善するために意識的あるいは無意識にコカインを使用したりします。しかし，その結果，依存と身体的問題が生じ，双極性障害の経過自体も悪化します。

- アルコールは，少し長い目で見れば，うつ状態，不安，睡眠，衝動コントロールを悪化させ，認知障害，攻撃性の増大，精神病症状および躁病の出現を引き起こす可能性があります。
- マリファナは，無気力・無関心，意欲減退，気分の落ち込み，睡眠障害，不安を悪化させ，躁病エピソードや妄想性精神錯乱などの精神病症状を引き起こすことがあります。
- コカインは，急速交代化，不安，攻撃性，精神病症状，睡眠障害，認知障害など，さまざまな重篤な症状を引き起こします。
- 幻覚剤と合成麻薬は，1回だけの使用でも入院になる場合があるなど，多くのリスクがあります。もともとは精神障害がなかった場合も，幻視，幻聴，精神錯乱といった精神病症状を引き起こします。また，これらの症状は，何らかのきっかけで，フラッシュバックとして再燃することがあり，こういった現象は長期間にわたってみられます。双極性障害の人が，幻覚剤や合成麻薬を使用すると，躁病エピソード，精神病症状，不安などが引き起こされるリスクがあります。

　コーヒーの危険性は，主に睡眠への影響です。十分な時間，質の高い睡眠をとることは，再発予防のために非常に重要です。特に睡眠の「質」が大切です。「夕食後コーヒーを飲んでも8時間眠れる」と言う人がいますが，たとえ8時間眠れていても，睡眠の質に影響があるのです。コーヒーの半減期は8時間なので，就寝時刻の8時間前になったら，それ以降はコーヒーを飲まないでください。一方（コーヒーの影響には個人差がありますが），昼間（たとえば，朝1回と昼食後1回など）2～3杯のコーヒーを飲むことは無害と考えられます。うつ状態の期間は，不安障害がなければ，午前中にもう少しコーヒーを飲んでも大丈夫かもしれません。不安障害やパニック発作がある患者さんは，コーヒーを飲まないでください。また，軽躁病，躁病，混合病相の間，またはこういった状態が始まっているのではないかと疑われる場合は，コーヒー，コーラ

など，カフェインを含む飲料は決して飲まないでください。

　喫煙については，①不安をコントロールしようとする，②無意識に抗躁薬の副作用を軽減しようとする，などの理由で，双極性障害の患者さんは一般人口よりも喫煙率が高くなっています。精神医学的には，喫煙に深刻なリスクがあるとは言えませんが，身体的健康にとっては極めて有害です。一方，双極性障害の場合は，いつ喫煙をやめるかということも大きな問題で，我々は次のように考えています。

1. 病状悪化時には，禁煙を試みない。
2. 6か月間またはそれ以上の安定した時期に，禁煙を試みることが望ましい。
3. 突然やめない。
4. 合理的かつリスクのない方法で禁煙するため，心理療法を利用する。
5. 離脱症候群によって，不安や興奮が高まる可能性があるので，ニコチンガム・ニコチンパッチなどの代替品を使用する。
6. 禁煙補助薬である bupropion（訳注：日本では承認されていない）は，うつ病相において精神科医が管理して処方する場合以外は，双極性障害患者には禁忌である。Bupropion は抗うつ薬であり，軽躁状態あるいは躁状態を引き起こし得る。

　治療薬が誤用や乱用され，有害な影響をもたらすこともあります。アルプラゾラム，ロラゼパムといったベンゾジアゼピン系の抗不安薬は，医師の処方通りに服用しないと，依存を引き起こすことがあります。ですから医師は，中毒のリスクがある患者さんには，抗不安薬の処方を避けなければなりません。処方された場合は，医師の処方に従って服用してください。

> **宿題 13**
> 　どうしたら，手遅れになる前に軽躁状態や躁状態に気がつくことができると思いますか？　どんな行動が病状悪化の兆候でしょうか？

> **訳者からのワンポイント・アドバイス⑫**
>
> ## 物質関連障害の現状
>
> 　セッション14では，双極性障害の患者さんにしばしばみられる物質関連障害について述べられています。躁病相においては自己制御が効かなくなるために，またうつ病相では症状を軽減させようとして精神活性物質が乱用されるようです。ここでいう「物質」には，覚醒剤や麻薬，コカインといった違法薬物ばかりでなく，嗜好品として日常身近に存在するアルコール類やコーヒー，タバコなども含まれます。
>
> 　わが国における違法薬物乱用に関しては，依然，覚醒剤がトップで，1990年代後半より第3次覚醒剤乱用期といわれ，特に若年層への浸透が目立っています。またMDMA（通称エクスタシー）などの合成麻薬の使用により芸能人などが逮捕されたというニュースもよく耳にします。幻覚体験などそれら違法薬物が脳に及ぼす致命的な影響については言うまでもありませんが，わが国では双極性障害の患者さんがこのような違法薬物を入手する機会は諸外国に比較すればまだ少ないといえます。ただし，これらの違法薬物への依存症が起きれば，自力での回復は困難で，依存症としての専門治療が必要になります。
>
> 　合法的に入手可能で，多くの関連問題を抱えやすいのはアルコールです。躁状態における乱用の他，うつ状態における不眠や絶望的な気分を紛らわそうと睡眠薬やトランキライザー代わりに飲酒する患者さんも多いようです。しかし，習慣性飲酒は症状をますます不安定にします。
>
> 　現在では規制が厳しくなりましたが，うつ病相における疲労倦怠感や億劫感を軽減させる目的でメチルフェニデート（リタリン®）やペモリン（ベタナミン®）といった覚醒作用のある薬物を求めるうつの患者さんもいます。
>
> 　エフェドリンやカフェインにも中枢神経刺激作用があります。セッション14では，双極性障害治療におけるコーヒーのデメリットが強調されています。カフェインを含む飲み物としてはコーヒー以外にもコーラや緑茶，紅茶などがあげられます。カフェインは交感神経を刺激し集中力・注意力・記憶力などを高める効果があります。しかし大量に摂取した場合には神経過敏，動悸，不眠といった興奮状態を引き起こします。日に1〜2杯のコーヒーであれば問題はないと思われますが，抗うつ薬であるフルボキサミン（デプロメール®，ルボックス®）は，CYP1A2阻害作用が強いため，この薬を服用中はカフェインが長時間体内に留まる可能性があり，患者によっては注意が必要です。
>
> 　DSM-IV-TRには「カフェイン関連障害」としてカフェイン中毒（305.90）の記載があり（表），「カフェイン量で250 mgを超えるもの，カフェインの使用中または使用後まもなく発現する兆候が日常生活に大きな支障となっているもの」と定義されています。気分障害には不安障害や睡眠障害の併存率が高いことが知られていますが，物質誘発性不安障害・睡眠障害ではカフェインは代表格です。パニック障害の引き金になりやすいことでもよく知られています。

自験例ですが，双極性障害の患者さんで1日1 l 以上のコーヒーを飲み離脱症状による頭痛のためさらにカフェインを大量に含む市販の鎮痛薬を繰り返し服用してきたという事例がありました。

　一方，米国の女性5万人を対象にした大規模調査である Nurses Health Study では，10年間の追跡期間中，コーヒーを1日4杯（カフェイン 550 mg）以上飲む女性では1杯（カフェイン 100 mg）以下の女性に比べうつ発症の割合が20％低かったと報告されています[1]。長期間にわたるカフェイン摂取がうつ発症を減少させる予防効果についての脳内メカニズムは不明とされていますが，カフェインに抗うつ作用があるとすれば，より強力な抗うつ薬の開発につながるかもしれないとコメントしています。このようにコーヒー（カフェイン）に関するメリット・デメリットは今のところまだ混沌とした状況です。

　最後に禁煙補助薬（ニコチン拮抗薬）として紹介されている bupropion は，ドパミン・ノルアドレナリン再取り込み阻害薬（DNRI）として米国では20年以上使用されている抗うつ薬です。SSRI・SNRI については，わが国でも処方のバリエーションが拡がりましたが，異なる作用機序という点から DNRI には期待がもたれています（現在 bupropion は本邦未承認）。

[文献]

1) Lucas M, Mirzaei F, Pan A, et al : Coffee, Caffeine, and Risk of Depression Among Women. Arch Intern Med 171 (17) : 1571-1578, 2011

（深間内文彦）

表　DSM-IV-TR におけるカフェイン中毒の定義

A．カフェインの最近の消費で通常 250 mg を超えるもの（例：沸かしたコーヒー2〜3杯以上）

B．カフェインの使用中または使用後まもなく発現する以下の兆候のうち5項目（またはそれ以上）：
(1) 落ち着きのなさ
(2) 神経過敏
(3) 興奮
(4) 不眠
(5) 顔面紅潮
(6) 利尿
(7) 胃腸系の障害
(8) 筋れん縮
(9) 散漫な思考および会話
(10) 頻脈または心拍不整
(11) 疲れ知らずの時間
(12) 精神運動興奮

C．基準 B の症状が，臨床的に著しい苦痛，または社会的，職業的，または他の重要な領域における機能の障害を引き起こしている。

D．症状は一般身体疾患によるものではなく，他の精神疾患ではうまく説明されない。

〔髙橋三郎，大野裕，染矢俊幸（訳）：DSM-IV-TR 精神疾患の分類と診断の手引 新訂版．pp104-105, 医学書院，2003 より一部改変〕

ユニット 4

再発の早期発見

　ユニット4では，患者が再発にどう気付くことができるか，再発した場合どのように対応すればよいか，どのような薬物を服薬すればよいか，について述べる。心理教育プログラムの中で，「できるだけ早く再発に気付く」という重要なスキルを学ぶことによって，患者は自分の再発を防ぐことができる。

　双極性障害の個人的な心理的介入に関する最も優れた研究は，Perryらの研究(1999)であろう。この研究ではセッション7～12の心理教育を実施し，再発兆候に患者自身が気付けるよう働きかけた。その結果，心理教育を受けた患者グループ(34名)は，受けなかった患者グループ(35名)よりも長い期間，躁病相の再発がみられず，フォローアップ中の躁病相の再発回数が少なかったが，うつ病エピソードについては，効果がみられなかった。

　我々は，次の理由で，軽躁エピソード，躁病エピソードの早期発見について特に強調している（うつ病エピソードの早期発見にも，1セッションを当てている）。

- 軽躁状態の前駆兆候から，躁病エピソードに移行するスピードが，うつ病相の場合より速い。うつ病相の場合，警告兆候からうつ病エピソードに陥るまでに通常数週間かかるが，軽躁病相や躁病相の場合には数日間や，ときには数時間でエピソードに移行してしまう。
- 躁病エピソードの開始を阻止する，速効性がある薬物がある。
- 多くの患者にとって，軽躁に気付くことは難しい〔双極性障害患者の抑うつは，悲哀感が乏しく，疲労や抑制やアパシー（無気力）が主な病像で，ときに苦痛や絶望感を伴わないこともあるが，一般には，抑うつには苦痛感が伴うので，本人が気付きやすい〕。
- 多くの患者は，軽躁の兆候を感じても，行動を起こすことなく，そのままの生活を続けてしまう。これは「躁状態への嗜癖」といってもよく，軽躁の初期の兆候を病的なもの，憂慮すべきものとして認識できるように，患者を援助することが重要である。

　早期発見の方法は，3つのステップからなっており，1つ目と2つ目のステップは集団プログラムで行われ，3つ目のステップは，通常主治医などと個別に行われる。

ステップ1：よくみられる早期症状についての情報

- 躁（軽躁）やうつで，よくみられる再発兆候について教える。
- 躁（軽躁）についてはセッション15（p.127），うつについてはセッション16（p.132）で取り上げる。これらの「症状」は，セッション4（p.54）とセッション5（p.59）ですでに講義が行われており，どの症状が早期症状と考えられるかを話し合う。
- ステップ1では，まず躁病エピソードやうつ病エピソードの早期症状のリストを作る。患者が意見を出してくれれば，それをボードに書き出す。これが難しければ，まずそれぞれのエピソードの症状を全部ボードに書き出し，その中で，どれが早期症状になりそうか患者に選んでもらう。
- リストができたら，どれか省いたほうがよいものがあるか，参加者全員の意見を聞きながら，話し合いを進める。
- リストができ上がったらステップ2に進む。

ステップ2に進む前に，リストの中で，どれが自分にあてはまり，どれがあてはまらないか患者に考えてもらう。我々のグループでは，この作業を自宅で行ってきてもらい，次のセッションで振り返りを行う。

ステップ2：自分の早期症状の確認

- このステップでは，ステップ1で得られた症状リストから，個々の患者にあてはまるものを選び出す。つまり，個々の患者の躁やうつのエピソードで，どのような早期症状が頻繁に現れるかを尋ねる。
- ステップ2を上手く進めるためには，患者に1人以上の「支援者」を見つけてもらう。「支援者」とは，患者のエピソードの早期発見・早期介入を支援できる近しい人で，次のような点を満たしていなければならない。
  ・双極性障害に関する十分な知識をもっている。
  ・患者と常日頃からコンタクトが取れる。直接会えない場合でも電話でコンタクトが取れる。
  ・患者と利害の対立がない：利害の対立があると，症状は患者を責める「武器」として使われてしまう。多くの場合，患者の支援者は親，兄弟，配偶者であるが，たとえば，睡眠などについて偏った考え方を押し付ける両親は，双極性障害の子どもの支援者として機能できない。双極性障害患者が本当はイライラしていないのに，イライラしていると非難する配偶者は支援者になりえない。
- 個々の患者に役立つ早期症状のリストを，支援者の助けを得ながら，患者が家で作ることが望ましい。
- リストには早期症状に加えて，「兆候がどの程度強まったら対応を行うか」という基

準や例があるとよい。
- 患者に，自分の気質，性格，状況，環境を考慮に入れて，どの早期症状が自分にとって役立つかを選んでもらう。
- 性格特徴が強まった行動も，早期症状かもしれないことを説明する。
- 妥当性のある早期症状とは以下のようなものである。
  - 規則性：同じタイプのエピソードにおいて同じ早期症状が，繰り返しみられる。
  - 認識可能性：患者が自分で気付けない症状は，早期症状として役に立たない。たとえば，いくつもの考えが競い合っているような症状が軽躁エピソードの初期によく生じるが，この症状に自分で気付くのは難しく，早期症状としては役に立たない。思考や感情の変化は自分で気付きにくく，早期症状としては，行動に関する兆候を選んだほうがよい。
  - 一致性：患者と支援者との間で意見が合わず，議論になるような症状は，早期症状リストから除外したほうがよい。たとえば，イライラについて患者と支援者の意見が分かれる場合には，イライラは早期症状としては役に立たない。
  - 対応可能性：エピソードがかなり進行してからでないと現れない症状は，早期症状として役に立たない。また，強い気分エピソードが始まる数時間に出現する症状も，早期症状としては役に立たない。

ステップ3：自分に特有の前駆兆候と早期症状

- このステップでは，「早期症状の警告」，つまり，早期症状に先行して生じる，個々の患者に特有の前駆兆候について取り上げる。
- 初期の前駆兆候には，ちょっとした行動や知覚の変化が多い。これらの変化は，患者の個別性が高く，同じ変化が異なる患者にあてはまることはない。これらの変化そのものは症状ではないが，病相を予知してくれる。
- 初期の前駆兆候にはさまざまなタイプがある。
  - 知覚の変化：ここでいう知覚の変化とは，病的な症状ではなく，たとえば，軽躁状態の初期に，色が普段よりも明るく見えるといったものである。たとえば，道路の信号や店のネオンサインなどの光の反射に普段よりも長く注意を惹かれることが，前駆兆候である患者もいる。
  - 症状警告：これは行動面の変化で，早期症状や明らかな症状に発展するものである。ある患者の場合，躁状態の間に洋服タンスの中を一気に整理する傾向があり，服装の微妙な変化が前駆兆候である。別の患者の場合は，サングラスをかけ始めることが躁の前駆兆候であったりする。
  - 症状とは言えない行動面の変化：気をつけないと気づくのが難しいが，症状とは言えない些細な行動面の変化が，前駆兆候である場合もある。たとえば，吸う煙

草の銘柄，電話の応対の仕方，買う新聞の種類，サッカーでプレイしたいポジション，仕事場へ行く道順などにおける変化，音楽，本，味の好みなどの変化が，前駆兆候である場合がある。

　課題を実施するには，個人の場合でも，集団の場合でも，リストを作り，リストをもとに患者に質問をする。

1. 症状リスト：セッション4(p.54)と5(p.59)で作られたリストである。このリストは，各症状について医療の専門用語による記述と普段患者が使っている日常表現の両方で記述されている。患者が医療の専門用語について学ぼうとして，このリストを辞書のように使うこともある。患者がセッションに参加するとき，自分の行動，認知，気分の変化に気が付いたら，医療の専門用語ではなく，自分の表現で治療者に報告するようアドバイスしておく（患者はしばしば，症状を過大評価したり，過小評価したりするので注意する）。
2. 早期症状リスト：これは前述のステップ1に相当しており，セッション15(p.127)と16(p.132)で作られたリストである。「症状リスト」の中から，早期症状として機能しない症状を除外する作業を，患者にしてもらう。「症状リスト」をボードに書いて，その中から早期症状として有効でない症状を除外していく。
3. 個人の早期症状リスト：「早期症状リスト」を基にして，家庭で支援者の助けを得ながら，または治療者の指導を受けながら，ときには心理教育プログラムの中で，患者に次の課題に取り組んでもらう。

(a) 早期症状を，（再発時に）「必ず起こる」「頻繁に起こる」「時々起こる」「まれにしか起こらない」「決して起こらない」に分ける。そして，「決して起こらない」ものはリストから除外する。

(b) 早期症状のリストの中から，患者にあてはまるものを選び，患者なりの判断の基準を定める。たとえば「運動が増える」という項目について，「学校まで自転車で行き始める」など，個々の患者にあてはまる，具体的な表現で基準を定める。この例の場合，「学校まで自転車で行き始める」という行動は，普段はみられない行動であり，再発時にみられる行動なのである。

(c) このように，基準を定めた「個人の早期症状リスト」のそれぞれの症状が，患者にとってどれくらい簡単に気付けるかを，「とても簡単に気付ける」を4点，「気付ける」を3点，「気付くのが難しい」を2点，「実際には気付けない」を1点として評価する。

(d) それぞれの症状が，どのくらいの頻度で起きるかを，（再発時には）「必ず起きる」を4点，「しばしばある」を3点，「時々ある」を2点，「めったにない」を1点として評価する。

(e) (c)と(d)で評価した得点を足して，得点の高い症状をリストの上へ，低い症状を下へ並び替える。最終的なリストは，5～10項目が望ましい。もし11項目以上のリストであれば得点の低い項目を除外する。
4. 前駆兆候リスト：「個人の早期症状リスト」ができたら，次は，症状とは言えないが再発を予告し，患者自身が気付ける行動や認知の変化について話し合う。早期症状にさらに先行して生じる前駆兆候のリストは，個人的な診察で主治医と相談して作られることが多い。まれに，心理教育に参加している間にこういった前駆兆候がみられることがあり，この場合は，すぐにこれをとりあげる。前駆兆候は，「煙草を吸い始める」「普段とは違う音楽を聴き始める」といった，具体的でわかりやすい行動として現れる。行動ではなく，「血が沸き立つ感じ」が軽躁エピソードの前駆兆候であったり，「頭が熱い」という感じがうつの前駆兆候としてみられる患者もいる。行動の変化が前駆兆候である場合には，支援者と一緒にリストを作ってもらうと，さらに有用性が高まる。ただし，患者自身の気付きが何より重要なので，最終的なリストの作成は患者に任せたほうがよい。「個人の早期症状リスト」と「前駆兆候リスト」をあわせて，完成となる。

リストの使い方は？

軽躁や躁に関して，およそ10項目からなるリストを作ったら，次はうつに関してのリストを作り，3番目に，躁のリストとうつのリストと組み合わせて混合状態のリストを作る。このときにも，患者が支援者と一緒にリストを作成するように勧める。患者は，リストを「パソコンに保存し日記のように使う」「手帳やカレンダーに書き込んでおく」などして，リストに基づいて自分の状態をチェックするとよい。その際，次の基準を用いる。

- リストの項目が1つもあてはまっていない，もしくはあてはまっても1項目だけである場合は，何の対応も必要はなく，普段どおりの生活でよい。
- 3日間連続して2項目があてはまっている場合は，支援者と話し合う。
- 1日で3項目以上該当している場合は，すぐに主治医に相談して，再発防止の対応を行う。

> **訳者からのワンポイント・アドバイス⑬**
>
> ### 早期症状と前駆兆候
>
> 　ここでは，エピソードの症状の中で，早めに出現するものを「早期症状」，さらに症状とは言えない程度の変化で，早期症状より前に出現するものを「前駆兆候」というように訳しています。
>
> 　ただ，症状と兆候の区別は，厳密なものではないようです。たとえば，「学校まで自転車で行き始める」が「運動が増える早期症状」で，「煙草を吸い始める」が「前駆兆候」として述べられています。症状と兆候の区別にはあまりこだわらず，とにかく，エピソードに先駆けて，あるいはエピソードの最初期に出現する状態について，患者さんが気付けるように援助することが大切です。
>
> 　　　　　　　　　　　　　　　　　　　　　　　　　　　　　　　　　（秋山　剛）

セッション 15 躁病エピソードと軽躁エピソードの早期発見

目標

このセッションの目標は，患者に個人の早期症状リストを作成してもらい，躁や軽躁の再発にすぐに気付けるよう，学習してもらうことである。

セッションの流れ

- まず，躁の症状や軽躁の症状の違いについての振り返りを行う。今さらこのような振り返りを行うことを，いぶかしく思う読者もいるかもしれないが，実際には，プログラムのこの段階でも，依然としてうつと躁の明確な区別がついていない患者が多い。
- まず，躁のすべての症状をあげてもらい，その際，次のように質問する。「これらの症状のすべてが早期症状として働くと思いますか？」「リストからどの項目を外せばよいですか？」「何かリストに加えたほうがよい項目はありますか？」
- これらの質問の答えは，このセッションの重要なポイントである。突然現れるので早期症状として使えない症状もあるし，必ずしも病的とは言えない行動が，再発のよい指標となる場合もある——こうして「早期症状リスト」を完成する。
- 続いて「個人の早期症状リスト」を作る。このとき双極性障害の知識を，患者個人にあてはまるものにしていく必要性を強調する。つまり，双極性障害一般について学ぶのではなく，「自分の」双極性障害について学ぶことが大事であると説明する。このような考え方は，患者になじみやすい。
- もう１つのポイントは支援者を決めることである。課題の１つとして，再発に気付いてもらえる支援者をみつけてもらい，再発したときの対応について考えてもらう。この課題について議論が起きることあるが，患者個人の責任で支援者を決めてもらう。
- 最後に，配布資料を渡し，次回までの宿題を伝えて，セッションを終了する。

セッションのコツ

- 躁や軽躁の早期発見・早期治療の必要性を患者に理解してもらうために，「雪崩」の比喩を使うとよい。最初雪玉が斜面を転がりはじめたときは，何の危険もなく，手で止めることができる。しかし山の斜面を転がっていくうちに，雪玉は大きくなり，遂には神様でもなければ止めることができなくなり，危険な大雪崩になっていく，といった比喩である。

- 警告兆候は症状ではない。この違いをはっきりさせると，セッションで学ぶ内容がより有効になる。「早期症状」と「症状」との違いをはっきりさせるために，「症状の山」の絵(図-7)を用いるとよい。躁を説明するためにボードに山の形を描き，次のように説明する。「山の頂上で症状をみつけても意味はありません。もう完全に手遅れになっていて，症状を防ぐための対応をとることはできないからです。唯一できることは，大量の抗躁薬の処方か入院治療だけです。そうではなくて，斜面の始まりの段階で症状に気付くことが大切です」。そして症状や兆候が，山のどの地点にあたるか，患者に尋ねながら，「早期症状」と「症状」を区別することの大切さを強調する。

- 軽躁や躁エピソードのときに起こる行動や認知の変化は，以下の2つに分けられる。
  - 量的な変化：普段からみられる機能が増える(まくし立てるように話す，とりとめのない思考，活動性や活力の亢進)，もしくは減る(睡眠の必要性の減少)。
  - 質的な変化：普段はみられない新たな行動や認知が出現する(普段おだやかな人が，過敏になり，人と言い争う，突然新しい関心をもつ，依存性物質を摂取するなど)。

  質的な変化のほうが，迷いなく，早期症状としてとらえやすい。量的な変化は，たとえば考え方や話し方のスピードがどのくらい速くなると再発の目安となるか，どのくらい楽観的に考えるようになると再発の目安となるかについて，患者が前もって知っていないと，早期症状として利用できず，再発への初期介入が遅れてしまうこともある。早期症状の指標として認識しやすい量的な変化は，睡眠時間の減少である。たとえば2晩にわたって6時間以下の睡眠時間しか取れなければ，早期症状として気を付けなければいけない患者もいる。

配布資料

早期に再発に気付けば，症状は悪化せず，生活は乱されず，必要な薬も少なくてすむでしょう。私たちが「警告」と呼んでいる，初期の再発の兆候に気付くには，双極性障害の患者さんや近しい人が，行動上の小さな変化を認識できることが大切です。行動上の小さな変化から再発を早期発見できれば，早期に効果的な介入が可能になります。

症状	必要な治療的対応
私は全く眠る必要はありません，テンプル騎士団に話しかけます，警察と問題になっています，半分裸で道を歩いています，心が慌しく落ち着かないので何も理解できません，世界中のあらゆる言語を理解しています…	入院治療
私はほとんど眠っていません，考えがまとまらずに私を苦しめます，夜明けが見たい，知らない人にお金をあげます，見知らぬ人とセックスします，私にとって価値あるものを失いました，急に気持ちが揺れ動きます，すべてのものに意味があるのがわかります…	大量の抗精神病薬と入院の相談
めまいを感じます，あらゆる人と議論になります，エネルギーに満たされている感じがします，多くのお金を使います，異性の友人に性的なジョークをとばします，1人でバー（酒場）に行きます，1人でジンを飲みます，かなり奇妙な格好をしています，ハイスピードで車を運転します，家族なしで1人で出かけて迷子になります，誰も信用できない…	抗精神病薬 休職 家族による保護
朝早く起きます，体重が増えました，走り回っています，CDを何枚も買います，煙草の本数が増えます，皆と会話したい，エレベーターの中で歌っています，学校の先生に生意気に口ごたえします，雨の中をスキップしています，短気です，赤信号でも道を渡ります，ビールをたくさん飲みます…	抗うつ薬を止める 睡眠薬を増やす 気分安定薬を増量する
よい気分です，歩くのが速いです，異性ばかりを見てしまいます，再び煙草を始めました，ギターをまた始めました，サングラスをかけます，自転車で移動します，教室では質問ばかりします，ラモーンズの曲をまた聴き始めました，職場に遅刻します…	刺激を避け，活動性を抑え，睡眠時間を増やす

図-7 「症状の山」と必要な治療的対応

　疲労感，鼻水，身体の不調感，体温の上昇，くしゃみがあったら，風邪をひいたと考えるでしょう。そして，薬を服用するとか，翌日の約束をキャンセルするといった対応をするでしょう。双極性障害の患者さんも，同じように，初期の兆候をみつけ対応ができるのです。

　多くの場合，軽躁状態の始まりには，行動や考えにある一定の変化が生じ，よくみられる変化には次のようなものがあります。

- 睡眠時間の減少
- 睡眠を「時間の無駄」と感じる
- 気が短くなる
- 過敏になり，人と議論になる
- 高いエネルギー水準
- 新しいことに突然興味をもつ，あるいは以前興味があったことに再び興味をもつ（たとえば15年前に聞いていた音楽をまた聞き始める）
- 周りの人が気付くほど早口で話すようになる
- 車の運転で普段よりスピードを出す
- 新しい計画を立てる
- 性的欲求が強まり，普段以上に異性（同性愛者の場合は同性）に惹かれるようになる
- 服装のスタイルが変わる

　双極性障害の患者さんといっても，1人ひとり異なっています。そのために，これらの兆候は全員に共通するわけではなく，ある人には役立つ兆候が別の人には役に立たないということがよくあります。ですから，患者さん1人ひとりが，近しい人に手伝ってもらって，自分独自のリストを作ることが大切です。たとえば，「早く話すようになる」といった兆候は，普段から早口な人では役に立ちません。近しい人の助けを借りながら，自分自身のオリジナルの早期症状リストを作ると，自分をよく知ることができ，どのような兆候が軽躁や躁の再発の指標になるかがわかります。
　グループで話し合うと，「煙草を吸い始める，または止める」「運動を始める」「読んでいる本のジャンルが変わる」「独特な身体感覚を感じる」など，一見すると大した意味がないように見えますが，エピソードを繰り返すたびに現れる，その人なりの再発兆候を確認することができます。こういった兆候は再発に気付くうえで非常に役立つので，皆さんも興味をもって取り組んでください。
　また，以下のことを念頭に置いてもらうとよいでしょう。
- 再発する前に，自分の性格が変わったようにみえるか
- 再発に先立って起こる症状は何か
- 躁とうつのエピソードで症状がどう違うか
- どのようなきっかけが影響して新たな気分エピソードが現れるか
- 再発に対して，どこで対応を行わなければならないか

　ライフチャート〔セッション6（p.73）〕を使うと，再発のきっかけや兆候がわかることもあります。
　気分の変化があったときに，それが普通なのか，それとも再発の早期症状なのか，どのように判断すればよいでしょうか？　双極性障害の患者さんであってもなくて

も，誰にでも些細な気分の変化は起きますし，それだけなら普通のことと言えるでしょう。たとえば，ついていない日に，心配事，悪い知らせ，ストレス，病気や疲労，ホルモンの変化などで気分が変化することは誰にでもあるでしょう。

しかし，普通の気分の揺れと双極性障害に特有の気分の変動との間には，基本的な違いがあります。つまり，普通の気分の揺れは，外的な出来事・要因によって引き起こされているかどうかにかかわらず，数時間後，数日後にはおさまっていきますが，双極性障害に関連した気分の変動は時間が経つとより悪化していくのです。

皆さんは驚くかもしれませんが，気分自体は，気分エピソードの良い早期症状になりえません。むしろ，気分とはあまり関係がない，睡眠の変化，過敏さ，活動の変化などのほうが，早期症状として有効です。また，ある一面だけが変化したからといって，その人が再発していると言うことはできず，他にも変化がみられるか確認しなければなりません。たとえば，私たちは，ときには過敏になったり，楽観的になったり，気が短くなったり，性的欲求が高まったりします。これらが別々に起きていれば，早期症状とは言えないのでしょう。しかし，これら変化がすべて同時に起きていたら，再発の可能性が高いでしょう。

> **宿題 14**
> あなたなりの，早期症状リストを書き出しましょう（少なくとも7つあげてみましょう）。

> **宿題 15**
> 症状が進行する前に，どうやったら，うつに気付けるようになると思いますか？どのような行動から，症状の悪化がわかるでしょう？

セッション 16 うつ病エピソードと混合性エピソードの早期発見

目標

本セッションの目標は，できるだけ早く，患者がうつ病エピソードに気付くよう教えることである。これは，簡単なことではない。というのは，認知への負担が低く，精神的な苦痛をあまり伴わない，抑制や無気力を主症状とするうつでは，初期の兆候に気付きにくいからである。ときには重篤なうつになって数週間たっても，医師の診察を受けない患者もいる。

セッションの流れ

- 気楽な会話をし，患者の質問に回答した後，何人の患者が「個人の早期症状リスト」「前駆兆候リスト」についての宿題 14 をやってきたか尋ねる。患者のリストを確認し，30 分くらいかけて，グループと一緒にリストの改善に取り組む。
- 次に，患者に質問して，「うつの症状リスト」をホワイトボードに書き出す。
- セッション 15 で行ったように，患者の意見を求めながら，早期症状として役に立たない症状を，理由を説明しながら削除する。
- 患者に質問しながら，「個人の早期症状リスト」「前駆兆候リスト」をホワイトボードに書き出す。
- 最後に，それぞれの患者に，3 つか 4 つの症状について，症状に気付くための基準を考えてもらう。我々の経験では，うつ病エピソードについて，これらの作業を行ってもらうことはそれほど難しくなく，セッション中に，患者が自分の早期症状に気づくこともある。
- セッション中に，多くの早期症状について十分に話し合われるので，配布資料についての説明は通常必要ない。もし必要があれば，配布資料について説明する。
- 配布資料，宿題を配って，セッションを終了する。

セッションのコツ

- うつやうつの早期症状について話すことは，患者に不快感を与える場合があるので，

雰囲気を和らげるために，患者に対する尊敬や治療へのスタンスを保ちながら，適宜ユーモアを用いる。
- 「悲哀のないうつ」という概念を聞いたことがない患者も多いので，こういううつを経験したことがあるメンバーに助けてもらいながら，できるだけ詳しく説明する。
- 記憶や注意について，早期症状として話し合う場合には，双極性障害の認知機能障害について説明する。認知機能障害には，病相や薬剤に関連するものと持続するものがある。
- 話の間に，「家族が病気を理解していない」「治療の邪魔をする」と，声高に文句を言う患者も多い。これには，患者の感情的な反応もあるが，実際に患者が経験していることでもあり，治療者は反論せず，家族を対象とする心理教育プログラムや本についての情報を提供したり，家族と一緒に精神科医と面談することを勧める。

配布資料

　うつの早期発見は，躁病エピソードの場合ほど差し迫ってはいませんし，普通は，うつには苦痛が伴うので気が付きやすいとは言えますが，うつの早期症状を理解しておくことは，やはり重要です。

　うつには，悲哀，不安，自己評価の低下，疲労感などの精神的な苦痛が伴いがちです。こういう苦痛を経験した患者さんは，どんなことをしても苦痛を避けたいと考えますし，病気と認識すれば，精神科医や心理士の助けを求めるでしょう。ただし，例外もあります。

1. 苦痛を体験しているけれども，苦痛をうつ病相と認識できないと，専門家の援助を求めません。場合によってはアルコールやコカインなどの精神活性物質を，自分を元気づけるために摂取し，これらの物質が抑うつ症状を悪化させることを自覚できないまま，物質依存や乱用に陥ってしまうことがあります。
2. 双極性障害のうつでは，疲労感，身体的不調，睡眠時間の増加，内面の空虚感が現れ，悲哀を伴わないことがよくあります。この場合，患者さんは自分がうつであると思わず，貧血，がん，認知症などではないかと考え，精神科医でない医師に相談することもあります。

　軽躁，躁，混合状態の初期には，精神科医が抗躁薬や睡眠薬を増量しますが，うつの場合は，抗うつ薬の増量を普通行いません。患者さんは，自分で抗うつ薬を開始したり，増量しないでください。
　精神科医や心理士に相談した後，普通は行動の変化を目指します。突然，抗うつ薬を開始すると，急激な躁転や急速交代化を引き起こし，経過を悪化させてしまいます。

うつにおいて最も頻繁に認められる兆候は，無気力です。無気力になると，やるべきことができなくなり，近しい人に非難されたり，自分を責めたりして，自己評価が低下し，さらに抑うつ症状が悪化するという，悪循環がみられます。

記憶力や注意力の低下，学業や職業を遂行する機能の低下も頻繁に認められ，エピソードの最初の兆候であることもあります。疲労や身体的な不快感も特徴的で，患者さんがこれらの兆候に正しく気付かないと，病相が進行していきます。

早期症状として，多くの患者さんに役立つのは，アンヘドニア（楽しみの喪失）とまではいかなくても，普段快適である活動に対して興味をもてなくなったり，楽しめなくなったりすることです。たとえば，映画やサッカーを楽しめなくなったり，友人との会話に興味がなくなったりします。若い患者さんにおいて特徴的な兆候の1つは，2回連続，週末に友人たちと外出しようとせず，家に引きこもることです。

以前心配していなかったことについて心配し始めたり，あることについて，何回も考えるようになることも，早期症状です。会話が少なくなったり，何を言っていいのかわからないという状態も，よい指標になることがあります。

悲哀は，最もよく知られたうつの症状ですが，よい指標ではありません。というのは，患者さんは，「ある出来事が起きたから，自分は悲しいのだ」と考えてしまうからです（どんな出来事でも，悲しくなったり，幸福を感じたりする理由はあります）。

患者さんに近しい人が，双極性障害について適切な知識をもっている場合は，近しい人のコメントがうつ病エピソードを早期発見するのに有用でしょう。一方，適切な知識をもっていない場合は，うつの兆候を，引きこもりや怠惰と誤解し，そのために患者さんの自尊心が傷つき，さらにうつが進行してしまうこともあります。

宿題 16

あなた自身の「個人のうつの早期症状リストと判断基準」を作ってください。

宿題 17

状態の悪化が認められたら，何をするべきでしょうか？　うつ，軽躁の始まりにおける適切な対応はどういったものでしょうか？

セッション 17 新しい病相がみつかったら何をすべきか？

目標

本セッションの目標は，状態の悪化がみられたときの対応の指針を，患者に示すことである。これは，認知行動療法的介入によって症状を改善しようとするということではない。もう一度強調するが，心理教育を受ける患者は，原則的に通常気分でなければならず，このセッションの目標は予防であって，通常気分の間に，起きるかもしれない状態の悪化時に役に立つ技術，サポートの受け方について学ぶことである。

セッションの流れ

- 1回のセッションで，いろいろな状態の悪化時の対応について，すべて説明しなければならないので，混合状態，軽躁，躁に対する対応のコツ（この3つの状態への対応は，ほぼ同一である）と，うつに対するものを分けて説明する。患者の構成に応じて，どちらの対応にどの程度の時間を使うか決定し，どこに焦点をあててほしいか，患者の希望も聞く。一般的には，混合状態，軽躁，躁について，うつより多くの時間を費やす必要があり，我々はこれらに約50分を割き，うつに30分をあてている。時間の配分は，読者のグループによって決定していただきたい。
- 状態の悪化時にとるべき対応について話し合う前に，混合状態，軽躁，躁がみられたときに，患者はどのようなサポートが得られるか，把握しなければならない。これに基づいて，正しい対応を強化し，間違ったものについてはやめるようにアドバイスする。メンバーの対応をあげてもらい，ボードに書きだすことは有用である。
- 「何が一番よい対応なのか」については，患者の間で話し合ってもらう。我々はセッションの配布資料の中で，「対応の10原則」について説明する。
- 患者から出された対応案については，どれを制限するべきか，重要なものについてはどれを優先すべきかについて，例を示して説明する。
- 重要な問題に，運動がある。我々は，運動は「自然の抗うつ薬」であり，通常気分，うつ，うつが疑われている期間は，運動の抗うつ作用を利用するよう勧める。しかし，混合状態，軽躁，躁，あるいはこれらの病相が疑われる場合は，運動しないように説明する。我々専門家が「運動しないように」忠告するのを聞いて，患者は当惑

する。ジェーン・フォンダやアーノルド・シュワルツネッガーのような有名人が，スポーツの有用性について宣伝しているので，なおさらである。しかし，我々は「運動は刺激物であり，混合状態，軽躁，躁の再発が疑われる場合は，いかなる刺激物も推奨できない」ということを，明確に説明する。
- うつの再発，あるいは混合状態，軽躁，躁の再発が疑われるとき，どのようなサポート資源が利用できるか，患者にあげてもらう。
- 「対応の10原則」について，1つずつ話し合う。
- 患者が通常気分であれば，うつを避けるための活動について，多くの創造的なアイディアを提供してくれるので，話し合いを発展させていく。
- 配布資料，宿題を配って，セッションを終了する。

セッションのコツ

- 混合状態，軽躁，躁の状態悪化時に，少量の抗精神病薬を頓用として自己服薬させることについては，賛否両論がある。抗精神病薬の頓用の自己服薬が有効かどうかは，患者が頓用をうまくできるかどうかにより，主治医が決めなければならない。患者が正しく状態の悪化に気付けること，抗精神病薬に効果があること，薬を乱用しないこと――まれにではあるが，抗精神病薬を乱用するケースがあり，たとえば予防的な目的なしに，多量のオランザピンを服薬する患者もいる．そして主治医との関係がよいことなどが重要である。頓用の自己服薬は，すべての患者に勧められるわけではないが，一方，再発が疑われたら睡眠を正常化する目的でクロナゼパムを増量する，あるいは数日間抗精神病薬を少量増量するといった対応で，再発を防げる患者もいる。つまり，心理教育によってアドヒアランスを改善させるだけではなく，症状をコントロールするための対応を自分で調整するなど，柔軟な対応が可能になる場合がある。患者の理解力が高いと，このような心理教育の応用が可能になるために，さらに高い効果が得られるとも考えられる。

　高い理解力をもつ大学教師の女性患者には，非常に明確な前駆兆候があった。普通の講義を，突然難解で深遠な講義に変更しようとするのである。この兆候は，通常状態の悪化の4～5日前に出現しており，彼女は，この兆候に気付いたら15滴のハロペリドールを2日間服薬して再発を予防することを習得した（当時はまだ非定型抗精神病薬が躁の治療として確立していなかった）。この方法を習得する前，彼女は1年に1回の割合で入院していたが，それ以降は入院しなくなった。しかし4年後，彼女はハロペリドールが過量であると判断し，この対応方法を自分で変更し，その結果再び数日間入院することになった〔入院したため，彼女にはルイーズ・ヘイ（訳注：Louise Haye：米国のベストセラー作家，ヒーリング，アファーメイション，スピリチュアル系の女性ヒーラー）の本を読む時間ができたが，入院したことは後悔

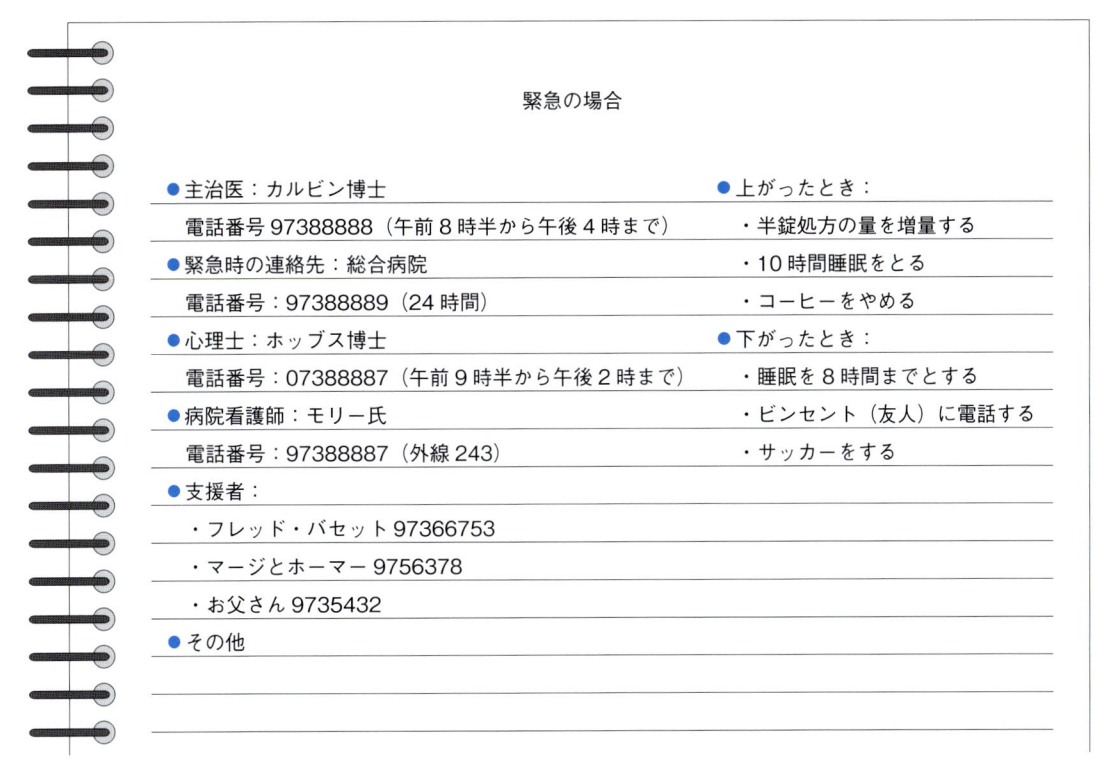

```
                          緊急の場合

  ●主治医：カルビン博士              ●上がったとき：
    電話番号 97388888（午前8時半から午後4時まで）  ・半錠処方の量を増量する
  ●緊急時の連絡先：総合病院           ・10時間睡眠をとる
    電話番号：97388889（24時間）      ・コーヒーをやめる
  ●心理士：ホッブス博士              ●下がったとき：
    電話番号：07388887（午前9時半から午後2時まで）  ・睡眠を8時間までとする
  ●病院看護師：モリー氏              ・ビンセント（友人）に電話する
    電話番号：97388887（外線243）     ・サッカーをする
  ●支援者：
    ・フレッド・バセット 97366753
    ・マージとホーマー 9756378
    ・お父さん 9735432
  ●その他
```

図-8 「消火器カード」の例

- うつが疑われる場合は，薬剤の処方を変更しないように患者にアドバイスする。多くの患者は，高揚に多かれ少なかれ「嗜癖」があり，もし主治医が安易に抗うつ薬の自己投薬を許せば，抗うつ薬の乱用を引き起こすリスクがある。また，いつも閾値下のうつがある患者もおり，彼らが症状の変動を誤って解釈し，抗うつ薬を服用するおそれもある。
- 緊急時への対応として，主治医や心理士に連絡するための電話番号を準備しておくことが有用である。ある患者は，これを「消火器カード(fire extinguisher card)」と呼び，カードには，センターの電話番号，主治医，他の精神科医，心理士，チームの看護師の名前と電話番号，センターが開いている時間，緊急時の電話番号が記載されている。
- さらに「消火器カード」には，高揚とうつへの対応を3つずつ記載しておく(図-8)。

配布資料

セッション 15, 16 で，手遅れになる前に，再発に気付くことを学びました。しかし，再発にどう対応できるか知らないと，学んだことが無駄になります。このセッション

では，いくつかの対応のコツについて説明します。これは，主治医のアドバイスとあわせて，再発を未然に防ぐのに役立つでしょう。対応の原則を，**チャート-2**にまとめました。

チャート-2　状態の悪化への対応

軽躁，混合状態，躁が疑われるとき
1. あなたの「前駆兆候リスト」に基づいて，再発の可能性が示唆されるとき，あるいは，あなたの支援者が再発を心配しているときは，まず，主治医や心理士に，電話でもよいですから，連絡を取ってください。そして，再発なのか，病的ではない状態の変動なのかを，評価してもらってください。
2. 少なくとも10時間，睡眠をとってください。頓用薬が処方されている場合は，服用して結構ですから，睡眠時間を確保してください。対応が間に合えば，3日あるいは4日間長時間睡眠をとるだけで，状態の悪化を防げることが多いのです。
3. 活動を制限し，本当に必要でないことはやめてください。どの活動が本当に必要かは，支援者と一緒に決めてください。あなたにとって本当に大切なものは，仕事や約束ではなく，まずあなたの健康であり，再発を避けることであることを忘れないでください。
4. 活動は，最大6時間までとしてください。残りの時間は，休息，くつろぐこと，刺激的でない活動にあてるべきです。風邪をひいたときのように対応してください。つまり，ベッドで休息し，少しテレビをみて，外出を避け，静かに時間を過ごしてください。
5. 通常の状態を取り戻すために，高まったエネルギーを使おうとして，激しい運動をするのはやめてください。これは，ガソリンで火を消そうとするようなものです。激しい運動をすると，あなたの状態はより賦活され，病状が悪化します。運動は最小限にしてください。
6. 刺激を制限してください。ディスコ，デモ，ショッピング・センターなど，刺激が高い場所は避けてください。静かで，照明が少なく，ほとんど人がいない，くつろげる環境を確保してください。
7. コーヒー，紅茶，コーラ，いわゆるエネルギー・ドリンク（タウリン，朝鮮人参，カフェイン，あるいはこれらの物質に関連したもの）などの刺激的な飲料は避けてください。また，総合ビタミン剤にも時々上記の成分が含まれていることがあるので避けてください。アルコールなどの精神活性物質は避けてください。たとえ主治医が，普段は週末の1杯のビールなど少量のアルコールの摂取を許可している場合でも，状態の悪化が疑われる場合は摂取を中止してください。
8. 出費は制限してください。クレジットカードの利用も控えてください。状態が安定するまで信頼する人に預けるのもよいでしょう。また，すべての買い物を少なくとも48時間延期してください。
9. 軽躁の症状が出始めているときは，決して重要な決断をしないでください。主治医や心理士が，あなたの状態が安定したと判断するまで，すべての決定を延期してください。
10. 「もう少し上がっても大丈夫だろう」と考えないでください。状態が高みに上れば上るほど，後の崩れ方は激しくなります。

うつが疑われるとき
1. 主治医に電話で連絡をしてください。うつが始まったとき，あるいは始まっている可能性があるときは，代診医ではなく，主治医に相談してください。代診医だと，あなたが双極性障害にかかっているのを知らず，あなたの抑うつ症状を過大評価して，抗うつ薬を過量に投与してしまうおそれがあります。
2. 抑うつ症状に対して，薬剤の自己服薬をしてはいけません。主治医が処方した投薬を継続してください。
3. 睡眠は最大で8時間としてください。睡眠時間がこれ以上長くなると，うつが悪化することがあります。睡眠を制限するために，朝活動するのもよいでしょう。昼間は睡眠をとらないでください。
4. 億劫な感じはあるでしょうが，活動性を上げてください。日課は省かず実行してください。

5. 運動は重要です。ジムに行ったり水泳に行くとよいのですが，それができなければ，毎日少なくとも30分は散歩してください。
6. 重要な決断をしないでください。重要な決断は，悲観や絶望によって影響されるべきではありません。うつのときの決断は，うつがさせるものであり，あなたのものではありません。
7. 元気を出そうとして，アルコール，マリファナ，コカインなどを摂取してはいけません。これらの精神活性物質は，数時間後にあなたのうつをさらに悪化させます。不安がなければ，朝にカップ2杯までのコーヒーは飲んでもよいでしょう。
8. 劣等感や悲観については，全体との関連で正しく考えてください。脳の生化学的な変化で，劣等感や悲観がみられます。信頼できる人やあなたの支援者に話すと，あなたはこれらを過大に考えすぎているとアドバイスしてくれるでしょう。
9. 規則正しい生活を維持してください。多くのうつの患者は，午後気分がよくなります。そのため，就寝時間が次第に遅くなり，ついには昼夜が逆転したスケジュールになってしまいます。昼間は活動をし，夜は眠るのが一番いいのです。
10. 心理士との予約を繰り上げてください。状態の悪化についてどのように対応すればよいかアドバイスしてくれるでしょう。自殺したいという気持ちがわいている場合は，必ずそのことを話してください。

宿題 18

あなたの緊急時の対応プラン，およびあなたの「消火器カード」を書いてください。

宿題 19

あなたの病気について，睡眠の重要性をどう考えますか？ 「睡眠時間」「エネルギーレベル」「体調」について記録をつけてください。

ユニット 5
規則正しい生活習慣とストレスマネジメント

　規則正しい生活習慣とストレスマネジメントは，双極性障害において極めて重要であり，治療プログラムに必ず含めなければならない。対人関係療法と認知行動療法にも，この2つが含まれており，特に対人関係・社会リズム療法では，理論的にも臨床的にも治療の中心をなしている。

　規則正しい生活習慣とストレスマネジメントは，プログラム開始早期から，参加者の経過を安定させるので，我々のプログラムでは，精神活性物質の使用の制限と同じように，毎回必ず守るように指導する。そして，プログラムの最後，セッション18，19で，規則正しい生活習慣とストレスマネジメントについて改めて取り上げている。

　生活習慣を規則正しくすることは，双極性障害の病状の安定に役立つ。多くの双極性障害患者は，偏ったスケジュールを組み立てる傾向があり，スケジュールを規則正しくし，活動を一定にすることは，どの患者の治療においてもキーポイントである。セッションでは，情報として，生活習慣を規則正しくすることの重要性を理解してもらう。活動を記録するための技法をセッション内で実施する時間はないので，これらについては別個に学習してもらう。スケジュールについては，通常気分状態を維持するための日課と，社会適応や生活の質を向上させる日課のバランスが重要である。たとえば若い患者の場合，夜外出すれば，疾患のために損なわれがちな，他人との交際を維持するのに役立つかもしれない。しかし，夜間の外出はスケジュールの安定性を乱すので，2つのニーズのバランスをとらなければならない。グループセッションでは，こういった個々の患者のニーズについては触れるだけで，十分に掘り下げることは時間的に無理である。

　ストレスマネジメントについても，個々の技法を練習する時間はないので，有用と思われる技法の紹介のみを行う。

セッション 18 生活習慣を規則正しくする

目標

　このセッションの目標は，すべてのセッションを通じて取り上げてきた規則正しい生活習慣の重要性について，まとめて述べることである。このプログラムでは1セッションしかこの課題にあてていないが，患者は個々に，この問題について主治医と十分に話し合う必要がある。

セッションの流れ

　気楽な会話の後で，「消火器カード（fire extinguisher cards）」について患者に報告してもらい，必要な修正を行う。そして，次の話を示す。

ある賭けの物語

　アランとガイは，ショッピングモールで偶然会いました。クリスマスの買い物で混み合っているダウンタウンは夕方7時で混雑しており，初めは互いに気付きませんでした。この数か月間，アランとガイは連絡をとっていなかったので，2人は喜んで互いに走り寄りました。カフェに座り，アランはソフトドリンクを，ガイはレギュラーコーヒーを注文しました。彼らは初めて会ったときのことを思い出しました。アランは精神病症状を伴う躁状態で精神科病棟へ強制的に連れてこられ，一方，ガイは重度のうつ病エピソードから回復中でした。病棟では2人だけが双極性障害だったこともあり，仲良くなりました。診断上のサブタイプについての，若い医師とベテラン看護師の会話を漏れ聞いた他の患者は，冗談めかして，2人を「I型」「II型」と呼んでいました。アランが「I型」で，ガイが「II型」でした。アランはとても多弁で，対照的にガイはほとんど話さないので，他の患者は，彼らを「グルーチョとハーポ（訳注：1930年代中心に活躍した米国出身のコメディアン"マルクス兄弟"のメンバー）」とも呼んでいました。2人は，こういった話を思い出して笑い合いました。

　アランは精神科病棟を退院した後，数週間は疲労感が強かったけれども，次第に気分が良くなり，リチウム治療をうまく受け入れることができるようになったと話しました。その結果，アランは公務員としての仕事に戻り，彼の障害を理解するようになっ

た妻との関係も改善していきました。アランは今では静かな生活を送り，水曜日の午後にはサッカーをし，週末は妊娠7か月である妻の面倒を見ながら過ごしています。妻の妊娠によって，アラン夫婦は商業地区(低家賃地域)の，少々騒がしいが広々としたアパートに引っ越しました。すべてがスムーズにいっていました。アランには少しだけ肥満があり，それが気になるので，サッカーをし，サウナに入り，減量薬を飲んでいました。ダイエットには苦労しましたが，自信と誇りも感じていました。

　ガイはコーヒーをもう1杯注文して，自分の話をしました。ガイも調子は悪くなく，うつから回復し，ずっと薬を規則正しく服用していました。土曜の夜に外出しますが，薬と少量のアルコールが一緒にならないように，翌朝まで薬を飲まないことにしています。ケニアに旅行したいので，ピザ料理店のウエイターとして，報酬がよい夜勤を選んで働いています。午前中の勉強を続け，午後は好きなピアノに向かって時を過ごします。

　医師は，アランとガイには再発のリスク因子があると明言していましたが，退院後，自分たちの生活が正常に戻ったことを2人で喜び合いました。冗談を言い合った後で，2人は賭けをしました。月初めの金曜日に，この同じコーヒーショップで出会い，近況を知らせ合おう。最初に再発した者が，もう1人に映画をおごろう。賭けに負けないよう，さらに一緒に映画に行くまで長い期間があることを願い，短い抱擁をして2人は別れました。

■質問：未来を予知することはできませんが，アランとガイのどちらに，より多くの再発リスク因子があるでしょうか？

- 「アランとガイのどちらが，1年後も通常気分状態が続いている可能性があるでしょうか？」「その理由は？」と尋ねる。
- 患者に，アランとガイのそれぞれの再発リスク因子を討論し，列挙してもらう。治療者はこの機会を利用して，患者の生活習慣についてコメントする。
- この物語は，どの因子が他の因子より重要であるか述べないが，重要な再発リスク因子について，患者の間で議論や討論が進むように作られている。
- 患者にいろいろ討論してもらうことが，セッションの配布資料を説明するのに役立つ。
- もし，アランとガイの話が患者たちの気持ちにしっくりこない場合は，セッション6の例5(p.69)を渡して，規則正しい習慣の重要性を強調するライフチャートを再度実行してもらう。
- 睡眠についてアドバイスする前に，睡眠に関する患者の工夫(しばしば有用で，独創的なものがみられる)について話してもらうとよい。
- 配布資料を配り，セッションを終了する。

セッションのコツ

- 睡眠の治療的効用についてアドバイスする際，うつ状態の治療として断眠が用いられる場合があることには，決して触れない。というのは，うつ状態のときに睡眠時間をある程度制限するとうつが改善するのは確かであるが，断眠が双極性障害の治療において長期的効果があると立証した研究はないからである。
- 睡眠については「習慣」が大切であり，これまでの習慣が特に有害でなければ，習慣を変えるより尊重するほうがよいことも多い。たとえば，入眠の5分前に1日最後のたばこを吸わないではいられない患者や，テレビの前で寝る患者の習慣は，当面は続けてもらってもかまわない。一方，コーヒーの飲み過ぎや大麻の吸引のような，健康に害のある習慣は見過ごしてはいけない。睡眠に関するアドバイスをする際には，こういった見極めが重要である。
- 患者自身が，睡眠に関する問題に気づけるように，2～3か月の間，睡眠日誌を続けるよう勧める。
- ダイエットについては，多くの患者が，不安なときや，じっと動かないときに過食するために体重増加に悩む。また精神賦活薬は体重に影響を及ぼす。双極性障害の患者は，飢餓を伴うような厳しいダイエットは避けたほうがよいし，ダイエットを行うのであれば，栄養士や心理士の指導や助言のもとで行わなければならない。
- 患者の多くは，合理的にスポーツを利用せず，やりたいとき（すなわち軽躁になり始めたとき）に運動するので症状を悪化させる。我々は，丁寧に次のように説明する。「スポーツは非常に望ましいものです。特に通常気分時や憂うつなときにはよいものです。うつのときにスポーツをすることはとても努力を要しますが，うつを改善するにはスポーツはとても役立ちます。しかし，軽躁病相や躁病相のときや，これらの病相が始まりそうなときは，スポーツは避けてください」。スポーツはどんなときでも健康によいと考えている患者は，この情報に違和感を覚えるので，軽躁や躁のときには，運動や過度な刺激が症状を悪化させること，高まったエネルギーを運動で使って症状の進行を防ごうとしてはいけないことを，丁寧に説明する。

配布資料

これまでの全セッションで，規則正しい生活習慣の重要性について強調してきました。規則正しい睡眠は気分安定の基礎であり，睡眠には次の2つの役割があります。
- 睡眠の状態から，病気の状態を知ることができます。睡眠時間が短くなっているのであれば，軽躁になりかけている可能性がありますし，過眠であればうつになりかけている可能性があります。
- 逆に，うつが始まっているときは，睡眠時間を少し短くしたほうが気分の改善に役

立ちます。軽躁のときは，症状の悪化を防ぐために，3～4日間，良質で長時間の睡眠をとってください。

　成人は，身体的・精神的な消耗から回復するために，1日7～9時間，連続して夜間に眠らなければなりません。5時間の夜間睡眠に2時間の昼寝をあわせて合計7時間睡眠にするのは，よくありません——これは双極性障害の患者さんにもそうでない人にもあてはまります。質の悪い睡眠や短時間の睡眠は，疲労や身体愁訴を起こす他，易刺激性や記銘力の問題が生じることもあります。

　理想的に言えば，1週間を通じて，規則正しい睡眠をとってください。週末の夜更かしを避けると，1週間の眠りの質をよくするのに役立ちます。まれに外出して夜遅くなった場合は，たとえ正午まで寝ることになっても，8時間の十分な睡眠を確保してください。しかし，このようなスケジュールの乱れは例外であるべきで，しばしばやってはいけません。どのくらい夜に外出できるかは，それぞれの患者さんの症状，再発の頻度，(夜更かしなどの)生活リズムの乱れに対する耐性などで異なります。

　働いたり，勉強したり，ダンスをするための「徹夜」は双極性障害の患者さんにとって論外です。多くの研究が，二晩徹夜を続けると躁病エピソードが引き起こされることを示しています。徹夜して勉強した後に再発した患者さんもいるので，学生の方は，土壇場の追い込みを避けるために，前もって計画的に勉強するべきです（そもそも土壇場の追い込みでは，試験の結果もよくないでしょう）。

　夜間の睡眠に影響を与えないとしても，昼寝や午後のうたた寝は，最大30分までとしてください。特にうつになりかけているときは，日中のうたた寝やベッドで横になるのは避けてください。

　「睡眠衛生(sleep health)」に関する専門家のアドバイスが，良質の睡眠を確保に役立つでしょう。
- 眠るためだけに床につくこと（パートナーが同意のうえのセックスは例外）。眠る前の短時間の読書はよいかもしれないが，ベッドの中での勉強，TV，摂食は避ける。
- 日中は部屋の風通しをよくしておく。
- 重い夕食をとらない。
- 刺激になるチョコレートやコーヒーを避ける。
- たばこは刺激になるので，喫煙者は，遅くても就寝時刻の30分前には最後のたばこを吸う。
- ディスプレイの光が刺激になるので，就寝前の30分間はコンピュータやテレビを避ける。
- 深夜勤務する場合は，寝る前の1時間，読書や音楽鑑賞などでリラックスして過ごす。

- ベッドに行く前に言い争いをしない(理想を言えば,言い争い自体をしないとよい)。
- 針や数字が光る時計を使わない——寝床についてからの時間が気になり,不安を強めるので。

　双極性障害の人は,スケジュールが決まっている仕事を選んだほうがよいでしょう。恒常的な交代勤務や不規則なスケジュールの勤務は勧められません。医師,看護師,消防士,警察官,ウェイターなど夜勤がある仕事の場合は,必要があれば診断書を提出して,夜勤を制限してもらってください。

　さらに食べ物に関するアドバイスを述べます。
- リチウム服用中の患者さんは,減塩や無塩ダイエットを突然,始めるべきではありません〔セッション7(p.80)と10(p.94)の資料参照〕。
- モノアミン酸化酵素(MAO)阻害薬(訳注:日本ではこのタイプの薬物は抗うつ薬として認可されていない)を服用している患者さんは,これらの薬物のために適切なダイエットを続けるべきです〔参照セッション9(p.90)参照〕。
- どんなときでも,過度のダイエットは避けてください。空腹はストレスになり,病相を引き起こすことさえあります。
- 患者さんによっては,不安を和らげようとして,意識的または無意識的に,炭水化物,甘いもの,スナック菓子,アーモンドなどを大量に食べる「むちゃ食い」がみられます。過食にはよい心理的治療がありますから,このような問題がある場合は,主治医に話して治療してください。

　運動は,一般的には大変よいことですが,スポーツが非常に刺激的であることにも留意する必要があります。通常気分のときや,うつ病相のときは(億劫に感じられるかもしれませんが)スポーツをするのはよいことです。一方,軽躁病相や躁病相の間や,これらの病相が起こりそうなときは,スポーツは望ましくありません。運動は天然の抗うつ薬ですが,その分,軽躁や躁の症状を悪化させる可能性があるのです。

訳者からのワンポイント・アドバイス⑭

生活リズムの重要性

　セッション18では社会的生活リズムを管理することの重要性が述べられています。徹夜などをして睡眠時間が短くなると躁状態を引き起こしやすいことや，過眠を伴ううつ状態では睡眠時間を少し短くするとよいことがわかってきており，規則正しい日課と睡眠は気分の安定に大変重要と考えられてきています。

　本書の付録にもある睡眠・覚醒リズム表〔日本うつ病学会のホームページ（http://www.secretariat.ne.jp/jsmd/sokyoku/ からダウンロード可能）〕をつけることは，気分の波と睡眠・覚醒リズムの関係を知り，生活リズムを規則正しく整えるのに役立つでしょう。本文には睡眠衛生に関する専門家のアドバイスも述べられていますが，わが国でも厚生労働省の研究班が示した12の指針があり参考にするとよいでしょう（表）。

表　睡眠障害対処12の指針

1. 睡眠時間は人それぞれ，日中の眠気で困らなければ十分
   睡眠の長い人，短い人，季節でも変化，8時間にこだわらない，年を取ると必要な睡眠時間は短くなる
2. 刺激物を避け，眠る前には自分なりのリラックス法
   就床前4時間のカフェイン摂取，終床前1時間の喫煙は避ける，軽い読書，音楽，ぬるめの入浴，香り，筋弛緩トレーニング
3. 眠たくなってから床に就く，就床時刻にこだわりすぎない
   眠ろうとする意気込みが頭を冴えさせ，寝つきを悪くする
4. 同じ時刻に毎日起床
   早寝早起きでなく，早起きが早寝に通じる，日曜に遅くまで床で過ごすと月曜の朝がつらくなる
5. 光の利用でよい睡眠
   目が覚めたら日光を取り入れ，体内時計をスイッチオン，夜は明るすぎない照明を
6. 規則正しい3度の食事，規則的な運動習慣
   朝食は心と体の目覚めに重要，夜食はごく軽く，運動習慣は熟睡を促進
7. 昼寝をするなら，15時前の20〜30分
   長い昼寝はかえってぼんやりのもと，夕方以降の昼寝は夜の睡眠に悪影響
8. 眠りが浅いときは，むしろ積極的に遅寝・早起きに
   寝床で長く過ごしすぎると熟睡感が減る
9. 熟睡中の激しいいびき・呼吸停止や足のぴくつき・むずむず感は要注意
   背景に睡眠の病気，専門治療が必要
10. 十分眠っても日中の眠気が強いときは専門医に
    長時間眠っても日中の眠気で仕事・学業に支障がある場合は専門医に相談
    車の運転に注意
11. 睡眠薬代わりの寝酒は不眠のもと
    睡眠薬代わりの寝酒は深い睡眠を減らし，夜中に目覚める原因となる
12. 睡眠薬は医師の指示で正しく使えば安心
    一定時刻に服用し就床，アルコールとの併用をしない

（厚生労働省精神・神経疾患研究委託費　睡眠障害の診断・治療ガイドライン作成とその実証的研究班　平成13年度研究報告書より）

また，本疾患に対する効果が検証されている精神療法として，生活リズムを整える社会リズム療法と対人関係療法という治療を組み合わせた対人関係・社会リズム療法（IP-SRT）という治療があり，その中でも詳しく述べられています。本邦での参考図書として，水島広子著『対人関係療法でなおす双極性障害』（創元社）があります。

[参考文献]
・睡眠障害の診断・治癒ガイドライン研究会，内山真（編）：睡眠障害の対応と治療ガイドライン．じほう，2002
・厚生労働省精神・神経疾患研究委託費 睡眠障害の診断・治療ガイドライン作成とその実証的研究班 平成13年度研究報告書
・水島広子：対人関係療法でなおす双極性障害―躁うつ病への対人関係・社会リズム療法．創元社，2010

（北川信樹）

セッション 19　ストレス・コントロール

目標

　ストレスは双極性障害の原因ではないが，発症のきっかけ（誘因）として重要である。一方，再発を繰り返していると，ストレスがなくとも症状の悪化や再発がみられるので，このことからも，再発予防のための心理教育プログラムの重要性が理解されよう。

　このセッション19の目標は2つある。第1の目標は，再発の引き金としてのストレスの重要性，いろいろな種類のストレスについて述べることである――患者は，一般に，仕事のプレッシャーだけをストレスだと思っている。第2の目標は，ストレスを調整し，不安を和らげるのに役立つ心理技法について情報提供することである。初期には，「筋弛緩法」の訓練をセッション中に実際に行っていたが，セッション中にこのような訓練を行うことはあまり有用ではなく，むしろ一部の患者を混乱させることがわかったので，現在はセッション中の訓練はやめて，有用な技法についての情報提供にとどめている。

セッションの流れ

- いつも通り，気楽な会話でセッションを始める。グループがここまで進んでくると，患者は，何の苦労もなく自発的に会話を行うようになっており，治療者は会話を始めるためではなくて，むしろ終わらせるために介入しなければならない。
- 次に，発症の原因ときっかけの区別についてもう一度説明する〔セッション3（p.49）参照〕。こちらから説明する前に，この2つの違いは何だと考えているか，患者に質問するとよい。
- 配布資料に基づいてストレスの概念について説明する。
- 明らかな心理社会的なきっかけのある実例を，患者にあげてもらう。そして，あげられた例を用いて，因果関係について，誤解や混乱が起きないように注意する。たとえば，仕事上のミスが原因でうつ状態を発症したという例があげられたとして，実はミス自体がうつ病相の初期に生じる注意力の低下や全般的な機能の問題に起因している可能性がある。
- 刺激がポジティブな場合でもネガティブな場合でも，ストレッサーからの刺激が再

発にどう影響しているか，ライフチャートを用いて明らかにするという案もある。
- 時間があれば，患者がストレス・コントロールの技法を神秘的なもの，逆にいかがわしいものと誤解しないように，簡単な呼吸コントロール法について説明する。この説明は，ボランティアに依頼したり，セッションの中で運動として行ったりする。これらの技法は，不安を予防する力がないにしても，楽しんで参加できる。

セッションのコツ

- ストレス概念の説明には，患者が退屈しないように，いろいろな例を用いる。
- 心理的要因の影響を，患者が過剰に解釈したり，単純な思い込みをしないように，たとえばコルチゾールがストレスと発病の間の橋渡しをするなど，生物学的要因の関与についても説明する。
- ポジティブなはずの刺激（ストレス）がうつ病相の引き金になったり，つらいストレスが（軽）躁状態を起こす引き金になり得ると聞くと，患者は驚き，過去の経過について振り返るきっかけになる。
- ほとんどの患者は「ストレス」という言葉を，狭い範囲でしかとらえていない。したがって，表面的にポジティブであってもネガティブであっても，過剰な刺激はストレスになることを説明し，ストレスとは非常に幅広い概念であることを理解してもらう。

配布資料

「ストレス」という言葉を，医療者は，皆さんよりもはるかに幅広くとらえています。皆さんは，「ストレス」とは「何か厄介なこと」と考えているのではないでしょうか？しかし医学的には，ストレスとは「刺激に対する生体の反応」「（生体内外の）環境の変化に順応するための，身体，運動，認知機能の活性化」の全体ととらえられています。

ストレスへの反応は，刺激の程度の他，生体がストレスをどう受け取るかに影響されます。ストレスを処理する能力には個人差がありますので，ある人は普通と感じる刺激が，他の人には非常な苦痛と感じられることもあります。たとえば，多くの人の前で話をすることの苦痛度は人によって違いますし，高速での運転はプロのドライバーにとっては普通のことですが，一般の人には強い反応を起こします。ストレス反応による生体の活性化は，短期的には環境変化への順応を促しますが，長期間にわたって続くと，副作用的な影響がでてきます。慢性的，持続的なストレスによって，高血圧，喘息，不眠症，消化器系の疾患，不安障害，うつ病，倦怠感，振戦などの身体疾患，精神的疾患が引き起こされるのは，このためです。

ストレスに対する反応は，3つの時期に分けて考えることができます。

1. 警告期：ストレスに反応して，早く，強い生理的活動が起きます。ストレス状況が解消されれば，活性化された活動は収まりますが，そうでないと抵抗期に移行します。
2. 抵抗期：警告期より生体反応は弱まりますが，平常時よりは強い状態で続きます。この段階でストレス状況が解消されないと，消耗期に移行します。
3. 消耗期：生体は疲弊し，突然活動能力を失います。

持続的なストレス環境は誰にでもダメージを与えますが，双極性障害の人には特に強い影響を与え，以下の2つの経路で発症を引き起こします。

1. 直接の影響：生理的変化自体がホルモンや神経伝達物質の変化をもたらし，発症の誘因となる。
2. 間接の影響：ストレスが睡眠のような基礎的な領域に影響を与え，ひいては発症の誘因となる。

気を付けていただきたいのは，出来事（ストレス）がポジティブかネガティブかは，それが引き起こす症状と，必ずしも合致しません。ポジティブな出来事がうつ状態を引き起こすこともありますし，「愛する人の死」といったとても辛い出来事が躁状態を引き起こすこともあります。

ですから，ストレスが再発を引き起こす前にストレスを遮断するか，緩和する必要があります。これにはさまざまな方法がありますので，**チャート-3**にまとめました。

チャート-3　ストレスへの対処

- 客観的な見方：我々には，心配事を過大評価する傾向があります。物事を客観的にみないと，比較的普通のことまで過度に心配することになり，疲れ果ててしまいます。たとえば，試験や仕事で失敗したからといって，世界が終わるわけではありません。カウンセラーが，心配事への適切な対処方法を指導してくれます。
- リラクセーション法：必要に応じて，あるいは毎日行えるリラクセーション法を学んでおくと役に立ちます。最もよく使われているものはJacobsonの筋弛緩法とSchulzの自律訓練法です。これらの方法は，身体ではなく思考のコントロールに焦点をあてます。どちらの方法も，不安な人，ストレスにさらされている人に効果があります。
- 呼吸法：リラクセーション法では，一定のトレーニングや場所が必要なため，状況によっては用いることができません。しかし，「腹式呼吸」を学ぶと，どんなストレス環境でも有用です——歌手や質の高い呼吸を必要とする職業の人は，「腹式呼吸」を用いています。

> **訳者からのワンポイント・アドバイス⑮**
>
> ## 双極性障害とストレス，認知行動療法
>
> 　セッション19では，ストレスに気付き，病相へ発展しないための対処について書かれています。冒頭にも書かれているように，"(心理社会的) ストレスは決して疾患の原因ではないが，発症のきっかけ（誘因）として重要"という点は大切です。発症当初に何らかの生活上の出来事が関連しているという研究報告は増えていますが，症状の経過とともにこれが徐々にちょっとした環境的刺激によって気分の波が引き起こされるようになっていくという「キンドリング効果」(Post & Weiss, 1989) という仮説が報告されています。
>
> 　病気に関連するストレスの種類は，患者さんによってそれぞれ違うので，この点について，治療者とよく吟味することが大切です。双極性障害の人は，目的を達成しようという志向が強く，そのために，無理をしたり，挫折感を味わったりすることが病相につながることも指摘されています。
>
> 　本文に書かれているリラクセーション法などが役立つこともありますが，根本的には出来事に対する物事の捉え方（認知）に着目して，それを治療者とともに検討するという認知行動療法も効果的であることが確かめられつつあります。これは，あくまで薬物療法を補完するものではありますが，海外の治療ガイドラインでも，急性期からの回復後に推奨される治療として取り上げられるようになってきました。早めにストレスに気付き，対処することで病相への発展を少しでも防ぐことができる可能性があります。
>
> [参考文献]
> ・モニカ・ラミレツ・バスコ（著），野村総一郎（監訳）：バイポーラー（双極性障害）ワークブック─気分の変動をコントロールする方法．星和書店，2007
> ・ドミニク・ラム他（著），北川信樹，賀古勇輝（監訳）：双極性障害の認知行動療法．岩崎学術出版，近刊
> ・Post RM, Weiss SRB：Kindling and manic-depressive illness. In：Bolwig TG, Trimble MR（eds）：The clinical relevance of kindling, pp209-230, Wiley, 1989
>
> 　　　　　　　　　　　　　　　　　　　　　　　　　　　　　　　　（北川信樹）

セッション20 問題解決の戦略

目標

　最終のセッション21と同じように，意思決定についてのセッションは，心理教育プログラムの本質的な課題とは，我々は考えていない。しかし，「症状が現れているときには，物事を衝動的に決定してはいけない」と教えるので，意思決定について，患者が混乱する場合がある。また，患者は，疾病に関する知識を越えて，意思決定を生活のいろいろな場面で活用できると感じるので，意思決定に関するセッションを好む傾向がある。そこで，病気について誰に話すのか，就労や就学の限界をどう設定するか，ストレスを減らしつつ毎日の決まりごとをいかにして行うか，休暇をどのように過ごすかなど，現実的で毎日起きる課題を取り上げる。休暇をどのように過ごすかという課題は，どのセッションでも必ず患者がもち出してくるので，患者が具体的な対処を身につけられるように資料を準備する。問題解決技法をきちんと学ぶには数セッションが必要なので，このセッションは，意思決定のプロセスを示すにとどめ，技法の習得は目標としていない。

セッションの流れ

- グループ開始時，患者のおしゃべりが止まったところで，なぜ問題解決技法が必要かを説明する。
- 問題解決モデルの理論について簡単に説明する。
- 技法を指導するための課題を，患者に考えてもらう。
- あげられた課題をボードに書き出す。患者は，この段階と次の段階で，意見や考えをボードに書き出すと，物事を決定するときに役に立つことを学ぶ。
- ブレインストームとして，参加している患者全員に，いろいろなアイディアを出してもらう。
- 問題解決を解決するために出されたアイディアの実行可能性，実行するときの感情的負荷，必要な時間と労力，長期間にわたる影響を評価するため，グループで「投票」してみるのもよい。ただし，現実の意思決定は，個々の患者によって行われることを明確にする。

- 約40分を使って問題解決，意思決定についての一般的な説明を行い，残りの30分を旅行の計画立案にあてる。
- 患者に，「旅行に出かけるとして，どんなことが起こったら困るか想像してほしい」と伝える。患者それぞれに答えてもらうが，この回答は特にボードに書き出す必要はない。
- 「飛行機が落ちるかもしれない」とか「目的地で地震が起きるかもしれない」などとジョークを言った後，旅行の計画を立てるとき，どういう予防行動が取れるかを話し合う。
- 質疑応答をし，セッションを終結する。

セッションのコツ

- ブレインストーム段階では，治療者はアイディアを出さないほうがよい。治療者がアイディアを出すと，変に権威づけられたり，過剰評価されるので，ブレインストーム技法について適切に学べなくなってしまうからである。治療者がアイディアを出すならば，荒唐無稽で面白いものを出し，ブレインストームでは，あらゆる角度から解決法を考えることが重要であることを伝える。
- セッションでは，問題解決の枠組みを示しているだけであり，実際の具体的な決定を論じるわけではないことを伝える。たとえば，認知行動療法のリスクの1つとして──特に経験の浅い心理士が──「治療者に過小評価されている」と患者に感じさせてしまうことがあげられる。我々は，「意思決定のための手段の1つを示しているにすぎない」こと，患者の自主的な決定が重要であることを明確にする。
- 旅行については，我々が患者の旅行を押しとどめようとしているとか，やんわりと反対していると受けとられる場合があるので，こういった誤解が生じないように説明する。

配布資料

問題解決

- 人間が，問題をもたないことは不可能です。人生は大小さまざまな問題と，その問題を解決したときの満足からなっていると言えるでしょう。病気がある人にもない人にも，多くの問題があり，毎日意思決定がなされます。問題は，「今日は何を着て行こうか」「朝食は何にしようか」「仕事に行くのにどの道を通ろうか」など単純なものから，「従業員を解雇すべきか」「引越しするべきか」「離婚するべきか」「学校を続けるべきか」など非常に複雑なものまでさまざまです。複雑な問題はストレスが高く，生活の質を低下させます。双極性障害の場合は，複雑な問題のために不安や

不眠が起こり，再発に至ることもあります。いくつかの兆候から状態が悪化している疑いがあるときや，実際に状態が悪化していると精神科医に言われているときは，重要な決定をするべきではありません。重要な決定は，症状がない安定した時期に行うべきです。意思決定して問題を解決するのが苦手な患者さんも多いので，ちょっとしたコツを学んでおくと役に立ちます。手順は次のとおりです。

- 重要な問題については，焦って，衝動的な行動をとらず，きちんと時間を使って決定してください。問題解決の第1段階は，「衝動的に反応しないこと」です。許される限り時間をかけて，次のようなことを行ってください。
  - 問題に関連する客観的な情報を集める。
  - 問題に関する葛藤を理解する――現在の状況と「こうありたい」という姿とのギャップ，変化を起こすためには何が必要か，どのような障害がありそうか，などについて分析する。
  - 現実的で確実な目標を立てる。
  - 短期間および長期間の得られそうな利益と解決に必要な負担を評価する。
- 第2段階は，「ブレインストーミング」です。問題解決に関して，できる限り多くのアイディアを出してください。アイディアは全部実行するわけではありませんので，中におかしなアイディアがあってもかまいません。できるだけたくさんのアイディアを出し，ボードに書き出します。ブレインストーミングには，次の3つの原則があります。
  - 数の原則：できるだけ多くのアイディアを出してください。
  - 無批判の原則：どういうアイディアについても批判しないでください。アイディアの質や効果に関しては，次の段階で評価します。
  - 多様性の原則：ありきたりな，同じものを避け，多彩なアイディアを出してください。
- 第3段階では，提案されたアイディアの中から，あまり労力を要さず，効果が大きそうなもの，目標に沿って実行可能なものを選び出します。評価の要点は次のようなものです。
  - 問題解決の可能性：問題が解決されそうな可能性について，点数で評価します
  - 感情的な反応：不安を減らし，穏やかな気持ちにしてくれるかを評価します。
  - 時間と労力：どの程度の時間と労力を要するかを評価します。
  - 長期的な影響：長期的な影響があるかどうかを評価します。

上記のそれぞれについて評価したら，各項目の点数を合計します。これは，意思決定の単純な方法ですが，何の方法も用いないよりは，不安を減らしてくれます。この方法を2～3回試すと，特に手順を追わなくても日常的な意思決定ができるようになります。きちんとした手順は「大きな決定」のときだけ行えばよいでしょう。

旅行の計画

　旅行は，休暇とか休息のためであっても，元々計画的ではない人にとってストレスとなります。特に双極性障害の場合は，以下の点に注意をはらってください。

- 旅行の計画は気分が安定しているときに立ててください。「遠くへ行ってしまいたい」と考える抑うつ状態や，逆に気分が高揚しているときには旅行を計画するべきではありません。軽度の抑うつ状態では，気分転換のための旅行はよいかもしれません。
- 必要な3倍の薬をもって行ってください。10日間の旅行に出かける場合，毎日リチウム3錠，ロラゼパム1錠を服用しているのであれば，3つの薬ケースを用意して，それぞれに30錠のリチウムと10錠のロラゼパムを入れてください。
- 3つの薬ケースを，たとえば機内にもち込める手提げバッグ，スーツケース，服のポケットなど，別々のところに入れてください。こうすれば，もしどれかの薬ケースを紛失しても，他の薬ケースから服用できます。軽躁状態が始まったときに服薬する頓服薬も，もって行ってください。
- 英語で，精神科医に診断や治療を説明した紹介状を書いてもらって，もって行ってください。国によって商品名が違いますから，薬剤は一般名（例：venlafaxine, oxycarbamazepine, lorazepam）で書いてもらってください。
- 旅行先の自国の大使館の電話番号や所在地などの情報を確認し，もって行ってください。
- 時差ボケについては，飛行機に乗ったらなるべく早く，時計を旅行先の時間に合わせてください。飛行機の中では，フェイスマスク，耳栓，睡眠誘導薬などを使って，なるべく長い時間寝てください。飛行機の中でゆっくりと睡眠をとると，より速やかに時差に慣れることができます。
- 旅行の日程は，休息がとれるゆっくりとしたものにしてください。ローマを1日で，パリを2日で，ニューヨークを3日で，ペルーを4日で，すべて見て回ろうというような過密スケジュールは，ストレスになります。

> **訳者からのワンポイント・アドバイス⑯**
>
> ### 問題解決技法についての補足および旅行
>
> 　セッション20で書かれている問題解決の戦略方法は，一般に「問題解決技法」と呼ばれるもので，前セッションの「訳者からのワンポイント・アドバイス」で記した認知行動療法の中で用いられる代表的な技法の1つです〔文献はセッション19の「訳者からのワンポイント・アドバイス」(p.151) 参照〕。ここでは，あくまでも患者さんと治療者が共同して一緒に問題の解決策を考えるという姿勢が大切です。問題を絞って特定し，その解決策を数多く考え，さまざまな角度から長所と短所，実現可能性，実効性を検討し，具体的な行動計画を立てるというプロセスは，さまざまな場面で役に立つでしょう。ただし，病相の極期にあるときにこれを行うのは容易ではありません。病相ではないときや病相の初期の段階であれば，生じている問題に対して，落ち着いて悪循環に陥らないような行動を検討することが有効と考えられています。
>
> 　また，本文に書かれている旅行については，前述された生活リズムの観点から，リスクを伴いやすいと言えます。特に時差のある遠方への旅行については，状態をみながら，患者さんと主治医でよく相談する必要があるでしょう。
>
> 　　　　　　　　　　　　　　　　　　　　　　　　　　　　　　　　　　（北川信樹）

セッション 21　終結

目標

このセッション21では，グループミーティングの終結を行う。20週間にわたる経験から，患者同士，患者とグループの間に強い結束が生み出されており，終結は患者にとって，感情的に大きな意義をもつ。

セッションの流れ

- 最初の30分で，これまで行ってきたセッションにおける疑問点があれば，解決する。
- 次に，今回のプログラムを通して，「病気についての知識」「治療の必要性」「症状の把握」「希死念慮」「友人や知人に病気のことをどう説明するか」「スケジュールの管理」「精神活性物質」などについて，参加者の行動や考え方が変化した点があるか，質問する。
- これらの質問によって，患者がプログラムの効果を主観的にどう評価しているか知ることができ，またプログラムの内容についてのヒントを得ることできる。
- 続いて，患者に「心理教育プログラム」について評価してもらうために，次のような質問をする。

> 　私たちは，このプログラムを始めて10年になります。プログラムを改善してこられたと考えていますが，それは，私たちが患者さんのさまざまな意見や提案を取り入れてきたからです。これからも患者さんからの前向きな指摘がなければ，プログラムをさらに前進させることができません。そのために，「～が足りない」「～は省略してよい」「～は必要ない」といったことについて，率直な意見を聞かせてください。

- この後，普通は順番に参加者から意見を聞く。多くの患者は「楽しかった」というが，「薬物療法に関するセッションは，数が多くて少し退屈だった」という患者もいる。全体的には，患者はプログラムをもっと長く続けたいと述べることが多い。
- 個人的な感想も聞く。

- 患者が正しい知識をもち続けるために，双極性障害に関する参考文献を紹介する。
- 最後に，グループに参加してくれたことに感謝して，解散する。

セッションのコツ

- プログラムの参加を通じて，患者は多くの友人に囲まれ，安心を保証された状況にあったので，プログラムの終結によって，「見捨てられた」と感じないように働きかけることが，最も重要である。そのため，プログラムが終わった後でもいつでも相談できるように，センターにおいて，治療者に連絡がとれる電話番号や時間帯を伝える。
- 自然発生的に，電話番号やメールアドレスを交換し合う患者は多い。セッションを通じて患者同士の結びつきが強まっているので，当然の行動であるが，治療者がこれを推奨してはいけない。患者によってはプログラム外での交流を続けたくない者もいるし，過剰な友情がかえって弊害になることもある。
- セッション終結前，ルールを守って最後まで参加してくれたこと，参加者の協力なしにはプログラムは成り立たないことについて感謝の気持ちを述べ，最後は握手をして送り出す。治療者は，グループ全体と別れるばかりでなく，1人ひとりの患者とも別れるので，最後の感謝の言葉と握手は自然なものと考えている。

プログラム終了……どうする？

　我々が，世界中で多くのレクチャーを行うと，「プログラムが長期間過ぎる」「スケジュール調整が難しく，患者が最後までプログラムに参加できない」「一般臨床に組み込むのは困難だ」などと，多くの専門家が不満を述べる。一方，患者からは，「プログラムは短か過ぎるし，フォローアップもほしい」という不満をよく聞く。プログラムが終わった後，「突然，孤児になったようだ」と訴える患者も時々みられる。もちろん，プログラムが期間限定であることは事前に説明しているし，プログラム中に患者が自主的に健康を保持するための働きかけを行っているし，プログラムへの依存を防ぐためにも，プログラムの延長は行わない。ただ，患者はプログラムを楽しんでいるので，「延長してほしい」と希望するのも，よく理解できる。心理教育的介入が疾病の予防に役立っているかを確認するために，一定期間後にブースターセッションを行うべきか検討しているが，まだ実行には至っていない。グループで得られた効果を個人認知行動療法で維持することは，ストレスコントロールについてさらに学び，心理社会的な影響で生じる病状の変化によりよく対応するために，可能かつ有効である。ただし，心理教育プログラムへの参加を通じて，十分な行動上の変化が得られている場合には，こういったフォローアップは特に必要ない。

配布資料

勉強するための資料

　皆さんは，双極性障害について——特に「自分の双極性障害」について，知識を深めてきました。おめでとうございます。もし，もっと勉強したいと思う方がいれば，推薦できる資料をあげておきます。難しい用語が使われている精神科医や心理士など専門家のために書かれた本は，お勧めしません。信憑性の低い，非科学的な根拠に基づいた「人間として改善する」というようなレシピ本は，読んではいけません。我々が推奨する本は，Torrey EF, Knable MB 共著の"Surviving Manic-Depression"や Miklowitz DJ 著の"The Bipolar Disorder Survival Guide"などです。

　　　訳注：日本語の文献としては以下があげられる。

1) モニカ・ラミレツ・バスコ（著），野村総一郎（監訳）：バイポーラー（双極性障害）ワークブック—気分の変動をコントロールする方法．星和書店，2007
2) 内海　健：精神科医からのメッセージ　うつ病新時代—双極 II 型障害という病．勉誠出版，2006

訳者からのワンポイント・アドバイス⑰

グループ運営および啓発書

　セッション21ではグループの終結について記されています。グループ療法の効果については本書でも述べられているように，自分1人で悩んでいるのではないという孤独感の軽減や，人の役に立っているという愛他主義的体験などが症状や苦悩を和らげるのに役立つことが指摘されています。ただ，凝集性（グループとしてのまとまり）が高いほど，治療終結に対する反応が強くなったり，グループ外やグループ終結後の患者さん同士の交流が盛んにみられる傾向もあるようです。グループ外での交流，ブースターセッションをもつべきかをはじめとして，グループの運営の仕方やルールについてはさまざまな考え方があり，各治療施設で十分吟味して工夫する必要があるでしょう。わが国では主にうつ病を対象とした集団認知行動療法が試みられており，それらの実践例も参考になるかもしれません〔集団認知行動療法研究会監修『さあ！　やってみよう　集団認知行動療法』（医学映像教育センター）〕。

　また，最後に患者さんが勉強するための資料が掲げられていますが，残念ながらわが国で翻訳本は出ていません。コンパクトにまとまった最新の資料としては，日本うつ病学会双極性障害委員会が患者さんと家族のために作成した解説書「双極性障害（躁うつ病）とつきあうために」があります〔同学会のホームページ（http://www.secretariat.ne.jp/jsmd/sokyoku/）からダウンロード可能〕。

　　　　　　　　　　　　　　　　　　　　　　　　　　　　　　（北川信樹）

おわりに：心理教育は有効か？

　数十年間，多くの臨床家が心理教育的アプローチを用いて治療してきたが，効果が明らかになったのはこの数年である。心理教育の効果について評価した最初の研究はPeetとHarvey（Harvey and Peet, 1991 ; Peet and Harvey, 1991）によるものである。彼らは双極性障害患者30人ずつの2グループを作り，介入群では12分間のビデオを用いて炭酸リチウムについての情報を与え，テキストを用いて疾病に関する勉強を行った。一方，コントロール群は標準的な治療を受けた。介入群では，炭酸リチウム服用に対する受け止め方や疾病に対する知識の有意な改善がみられた。

　Van GentとZwart（1991）は，14人の双極性障害患者に5セッションの心理教育を行い，12人の患者にはコントロール群として通常の診療行為のみを行う比較研究を行った。心理教育を受けたグループは，疾病や薬物療法に関する知識を得て，社会技能の向上が認められたが，規則的な服薬に関しては効果がなかった。その後の追加研究（Van Gent, 2000）では，心理教育を受けたグループでは入院例がコントロール群より有意に少なかった。これらのオランダにおける心理教育の研究結果は，特筆すべきものである。オランダでは日常的に多くの病院において診療現場に心理教育が取り入れられ，精神科医−患者関係を重視するオランダ独自の短期集団心理教育モデルが発達している。

　精神病性疾患においては，心理教育によって服薬アドヒアランスが改善するというエビデンスが得られている（Kemp et al., 1996）。権威あるBritish Medical Journalに掲載された報告では，「動機付け面接」と「認知的介入」の2つが取り上げられている。一方，双極性障害を対象として行われた研究は少なく，やや確実性に乏しい。たとえばCochran（1984）は双極性障害を対象としてアドヒアランスを中心とした認知療法的介入の効果について報告しているが，症例数が28人と少ないためエビデンスとしては弱い。後に行われた研究（Scott & Tacchi, 2002）でも同様の欠陥がみられた。方法論的によい研究は，Eduard Van Gent（1991）が行ったものである。この研究では，コントロール群を設けて双極性障害患者に短期間の心理教育の効果を確認したが，アドヒアランスの改善に関しては効果がみられなかった。しかし，同じ手法を用いた研究（Clarkin et al., 1998）では，対照的に，よいアドヒアランスが得られたことが報告された。この2つの報告の違いは介入期間で，オランダグループは5セッション，Clarkinの研究では11か月間の治療であった。すなわち，心理教育といっても短すぎると良好な効果が得られないことが示されている。

　再発を予防するための，治療アドヒアランスとは別の治療戦略は，早期介入――再発の兆候を患者に理解させることである。適切な症例数，高度に構造化された治療，方法論的に厳密なデザインによるしっかりしたデータもある。Perryら（1999）が行っ

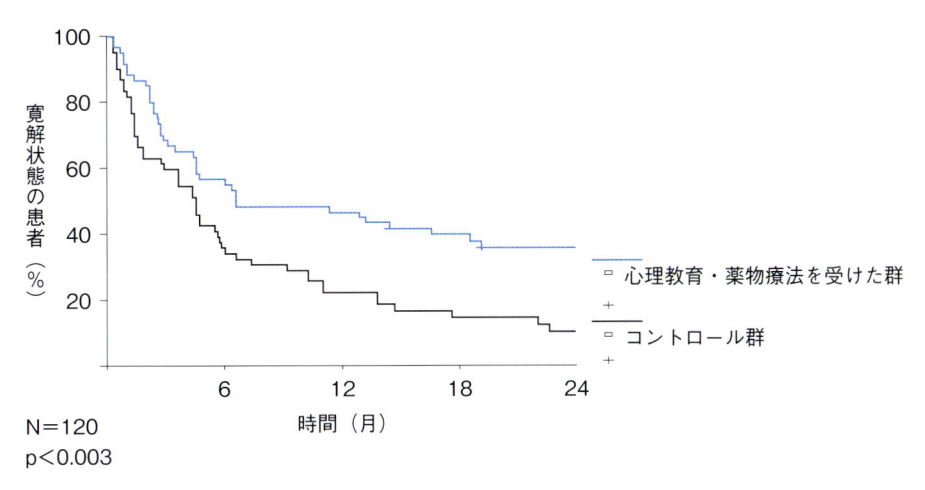

図-9 心理教育プログラムの再発予防効果
(Colom F, Vieta E, Martínez-Arán A, et al : A randomized trial on the efficacy of group psychoeducation in the prophylaxis of recurrences in bipolar patients whose disease is in remission. Arch Gen Psychiatry 60 : 402-407, 2003)

た研究は，個人心理療法に関する研究の中でも最もよい結果を残しているものの1つである。7～12回と幅をもたせたセッションを行い，その間に治療者はしっかりした心理教育アプローチを行って，患者が症状再発の兆候を理解できるように援助した。その結果，再発に至った例でも，治療群($N = 34$)はコントロール群($N = 35$)と比較して，再発までの時間が有意に延長し，追跡終結時にも，治療群はコントロール群と比較して，再発率が低かった。しかし，うつ病相を予防する効果はみられなかった。

著者らのグループ(Colom et al., 2003)が行った研究では，「躁」「うつ」の両病相に対する予防，入院日数の短縮に対して，心理教育が有効であった。この研究は集団心理教育を無作為に割り付けして，評価者は集団心理教育の介入に関してブラインドとし，適切なサンプル数($N = 120$)と長期(24か月)のフォローアップを行った初めての研究であった。心理教育と薬物療法を受けた双極Ⅰ型および双極Ⅱ型の患者の2年後の経過は，図-9に示すように，コントロール群に対して有意に再発率が低かった。

心理教育の効果が示されたので，次のステップとして，心理教育の効果にはどのような作用機序があるか，効果はアドヒアランスの改善のみによるのかについて調査した。そのために，やや少数(50人)ではあるが，均一なグループ(アドヒアランスがよい双極Ⅰ型の患者のみ)に，別の調査を行った。アドヒアランスがよい患者を対象としていること以外は，前述と同じ研究デザインである。2年間のフォローアップ後に，心理教育が，再発数の低下，うつ病相の再発の予防に有意な効果を示すことが確認され(Colom et al., 2003b)，治療アドヒアランス以外のユニットも，治療効果に関与していることが示された(図-10)。

このように我々は，心理教育が双極性障害の再発予防に効果があること，通常の臨

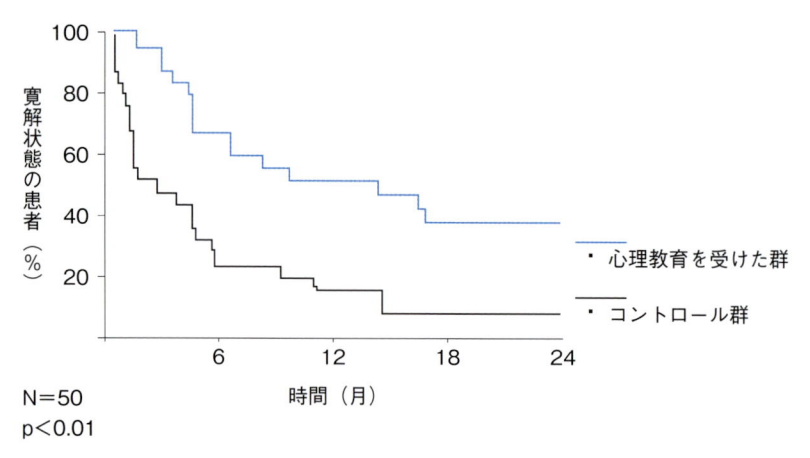

図-10 心理教育プログラム：薬物をきちんと服薬している双極I型患者の再発予防効果
(Colom F, Vieta E, Reinares M, et al：Psychoeducation efficacy in bipolar disorders: beyond compliance enhancement. J Clin Psychiat 64：1101-1105, 2003)

床現場で心理教育を行うことの正当性が証明されたと考えている。このマニュアルで詳細に記述した介入の効果については，Archives of General psychiatry で報告している。このマニュアルで紹介した技法を用いれば，薬物療法のみの治療よりも高い改善率をもたらすものと考えられ，心理教育を通じて，患者の病気が改善するばかりでなく，患者がより自由になるものと信じている。

訳者からのワンポイント・アドバイス⑱
効果研究についての補足

　最後に効果研究について記載されていますが，こうした心理社会的治療の有効性の報告はその後も相次いでいます。米国で最近（1998～2005年）行われた長期の縦断的な大規模臨床研究（STEP-BD）では，9か月間集中的心理社会療法（認知行動療法，対人関係-社会リズム療法，家族療法のいずれか30セッション）を施された患者さんが，collaborative care（双極性障害に関する書籍やビデオによる6週間，3セッションの心理教育）を行った患者群に比べて，回復率が高く，回復までの期間も短く，回復の維持期間も長かったとする報告があります[1]。

　ただし，本書で述べられている心理教育は，単なる知識の伝達というだけでなく，服薬アドヒアランス，社会的問題や家族問題の解決，コミュニケーションのトレーニング，早期警告サインの同定などを含み，さまざまな認知行動的技法や集団療法としての要素が組み込まれているため，上述の研究にあてはめるといわゆる集中的心理社会療法に近いものと考えられます。

　これらの心理社会的治療はいずれも最近になってその重要性が注目されつつあります。あくまで薬物療法を補完するという位置づけではありますが，海外の治療ガイドライン（米国，英国，カナダなど）でも，急性期からの回復後に推奨される治療としてよく取り上げられるようになってきています。今後，さまざまな工夫を経ながらさらに発展が見込まれる治療と期待されます。

［文献］
1) Miklowitz DJ, Otto MW, Frank E, et al : Psychosocial treatments for bipolar depression : a1-year randomized trial from the Sytematic Treatment Enhancement Program. Arch Gen Psychiatry 64 (4) : 419-426, 2007

（北川信樹）

付録

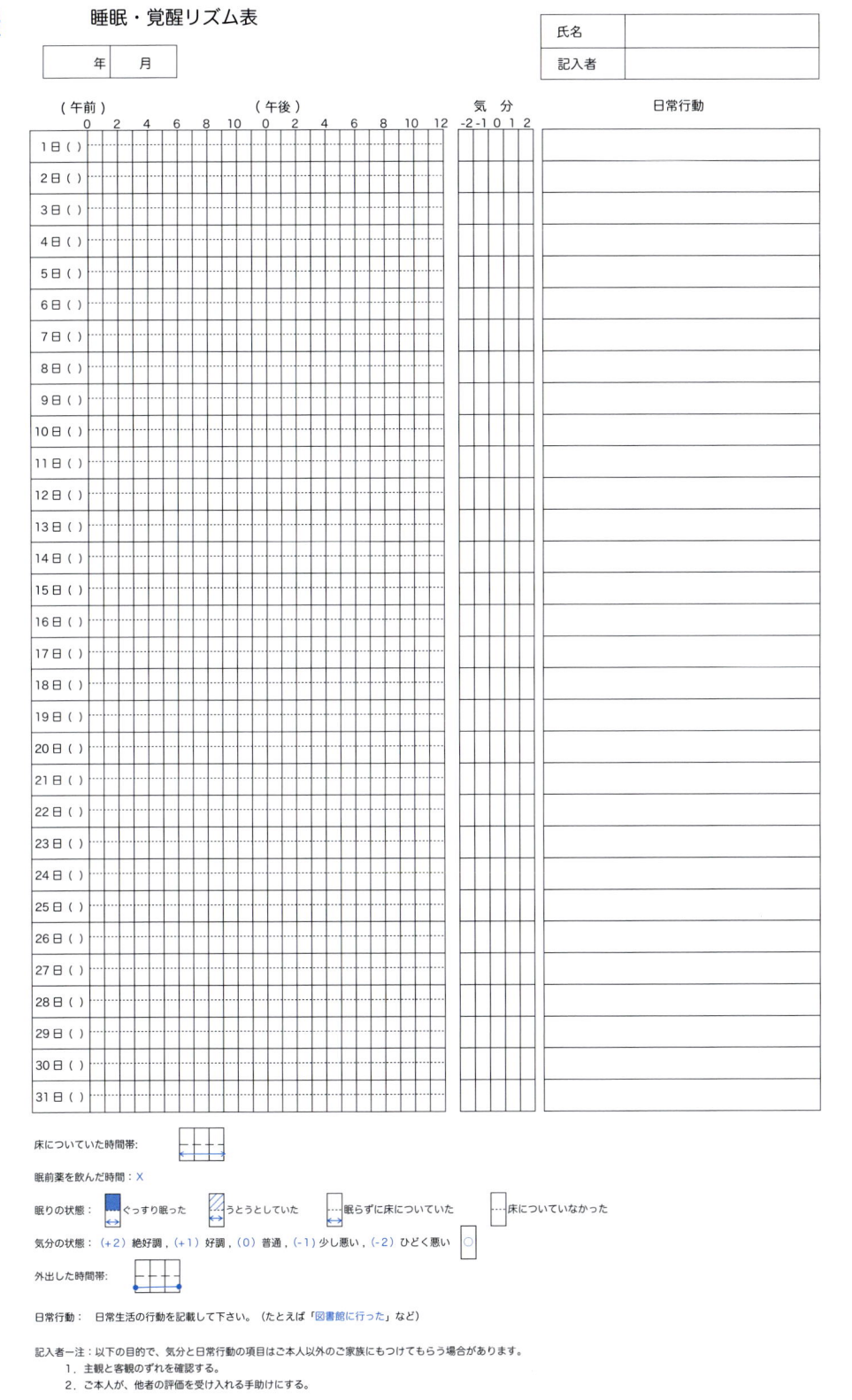

睡眠・覚醒リズム表

| 年 | 月 |

氏名	
記入者	

(午前) 0 2 4 6 8 10　(午後) 0 2 4 6 8 10 12　　気分 -2 -1 0 1 2　　日常行動

日付
1日( )
2日( )
3日( )
4日( )
5日( )
6日( )
7日( )
8日( )
9日( )
10日( )
11日( )
12日( )
13日( )
14日( )
15日( )
16日( )
17日( )
18日( )
19日( )
20日( )
21日( )
22日( )
23日( )
24日( )
25日( )
26日( )
27日( )
28日( )
29日( )
30日( )
31日( )

床についていた時間帯:

眠前薬を飲んだ時間：X

眠りの状態： ■ぐっすり眠った　▨うとうとしていた　┄眠らずに床についていた　□床についていなかった

気分の状態： (+2) 絶好調, (+1) 好調, (0) 普通, (-1) 少し悪い, (-2) ひどく悪い　○

外出した時間帯:

日常行動： 日常生活の行動を記載して下さい。（たとえば「図書館に行った」など）

記入者一注：以下の目的で、気分と日常行動の項目はご本人以外のご家族にもつけてもらう場合があります。
　1. 主観と客観のずれを確認する。
　2. ご本人が、他者の評価を受け入れる手助けにする。

〔日本うつ病学会ホームページ（http://www.secretariat.ne.jp/jsmd/sokyoku/）より許可を得て転載〕

活動記録表

平成　年　月　日　～　月　日

氏名　　　　　　　　　　

時間	月　日 月曜日		月　日 火曜日		月　日 水曜日		月　日 木曜日		月　日 金曜日		月　日 土曜日		月　日 日曜日	
	活動内容	状態	活動内容	状態	活動内容	状態	活動内容	状態	活動内容	状態	活動内容	状態	活動内容	状態
1:00														
2:00														
3:00														
4:00														
5:00														
6:00														
7:00														
8:00														
9:00														
10:00														
11:00														
12:00														
13:00														
14:00														
15:00														
16:00														
17:00														
18:00														
19:00														
20:00														
21:00														
22:00														
23:00														
0:00														

秋山　剛作成

文献

Abraham, K.: Notes on the psychoanalytical investigation and treatment of manic-depressive insanity and allied conditions (1911). In: *Selected Papers of Karl Abraham, MD*. Translated by Bryan, D., and Strachey, A. London: Hogarth Press, 1927, pp. 137–156.

Adams, J., and Scott, J.: Predicting medication adherence in severe mental disorders. *Acta Psychiat Scand* 2000; 101: 119–124.

Akiskal, H.S.: El espectro clínico predominante de los trastornos bipolares [The predominant clinical spectrum of bipolar disorders]. In: Vieta, E., and Gasto, C. (eds.). *Trastornos Bipolares*. Barcelona: Springer-Verlag, 1997, pp. 194–212.

Akiskal, H.S., Bourgeois, M.L., Angst, J., Post, R., Moller, H., and Hirschfeld, R.: Reevaluating the prevalence of and diagnostic composition within the broad clinical spectrum of bipolar disorders. *J Affect Disord* 2000; 59 (Suppl 1): 5–30.

Angst, J.: Epidemiologie du spectre bipolaire [Epidemiology of the bipolar spectrum]. *Encephale* 1995; 21 (Suppl 6): 37–42.

Angst, J.: The emerging epidemiology of hypomania and bipolar II disorder. *J Affect Disord* 1998; 50: 143–151.

Angst, J., and Perris, C.: [On the nosology of endogenous depression. Comparison of the results of two studies]. *Arch Psychiat Nervenkr*. 1968; 210: 373–386.

Ayuso-Gutiérrez, J.L., and Ramos-Brieva, J.A.: The course of manic-depressive illness. A comparative study of bipolar I and bipolar II patients. *J Affect Disord* 1982, 4: 9–14.

Basco, M.R., and Rush, A.J.: *Cognitive–Behavioral Therapy for Bipolar Disorder*. New York: The Guilford Press, 1996.

Bauer, M.S.: An easy-access program for bipolar disorder. *Syllabus and Proceedings Summary of the 150th Annual Meeting of the American Psychiatric Association*. New York, 1997; 59.

Bauer, M.S., and McBride, L.: *Structured Group psychotherapy for Bipolar Disorder. The Life Goals Program*. New York: Springer Publishing Company, 1996.

Beck, A.T.: *Cognitive Theory and the Emotional Disorders*. New York: International Universities Press, 1976, pp. 47–132.

Beck, A.T., Rush, A.J., Shaw, B., and Emery, G.: *Cognitive Therapy of Depression*. New York: John Wiley & Sons, 1979.

Benazzi, F.: Is four days the minimum duration of hypomania in bipolar II disorder? *Eur Arch Psychiat Clin Neurosci* 2001; 251: 32–34.

Blackburn, I.M., and Moore, R.G.: Controlled acute and follow-up trial of cognitive therapy and pharmacotherapy in outpatients with recurrent depression. *Br J Psychiat* 1997; 171: 328–334.

Buckley, P., Cannon, M., and Larkin, C.: Abuse of neuroleptic drugs. *Br J Addict* 1991; 86: 789–790.

Chakrabarti, S., Kulhara, P., and Verma, S.K.: Extent and determinants of burden among families of patients with affective disorders. *Acta Psychiat Scand* 1992; 86: 247–252.

Clarkin, J.F., Carpenter, D., Hull, J., Wilner, P., and Glick, I.: Effects of psychoeducational intervention for married patients with bipolar disorder and their spouses. *Psychiat Serv* 1998; 49: 531–533.

Cochran, S.D.: Preventing medical nonadherence in outpatient treatment of bipolar disorders. *J Consult Clin Psychol* 1984; 52: 873–878.

Colom, F., Vieta, E., Martinez-Arán, A., Reinares, M., Benabarre, A., and Gastó, C.: Clinical factors associated to treatment nonadherence in euthymic bipolar patients. *J Clin Psychiat* 2000; 61: 549–554.

Colom, F., Vieta, E., Benabarre, A., Martinez-Arán, A., Reinares, M., Corbella, B., and Gasto, C.: Topiramate abuse in a bipolar patient with an eating disorder. *J Clin Psychiat* 2001; 62: 475–476.

Colom, F., Martinez-Arán, A., Reinares, M., Torrent, C., and Vieta, E.: Las cogniciones hipomaniacas [Hypomanic cognitions]. In: Vieta, E. (ed.). *Hipomania*, Madrid: Aula Médica, 2002.

Colom, F., Vieta, E., Martinez-Arán, A., Reinares, M., Goikolea, J.M., Benabarre, A., Torrent, C., Comes, M., Corbella, B., Parramon, G., and Corominas, J.: A randomized trial on the efficacy of group psychoeducation in the prophylaxis of recurrences in bipolar patients whose disease is in remission. *Arch Gen Psychiat* 2003a; 60: 402–407.

Colom, F., Vieta, E., Reinares, M., Martinez-Arán, A., Torrent, C., Goikolea, J.M., and Gastó, C.: Psychoeducation efficacy in bipolar disorders beyond adherence enhancement. *J Clin Psychiat* 2003b; 64: 1101–1105.

Coryell, W., Endicott, J., Maser, J.D., Keller, M.B., Leon, A.C., and Akiskal, H.S.: Long-term stability of polarity distinctions in the affective disorders. *Am J Psychiat* 1995; 152: 385–390.

Davenport, Y.B., Ebert, M.H., Adland, M.L., and Goodwin, F.H.: Couples group therapy as an adjunct to lithium maintenance of the manic patient. *Am J Orthopsychiat* 1977; 47: 495–502.

Delisie, J.D.: A case of amitriptyline abuse. *Am J Psychiat* 1990; 147: 1377–1378.

Dore, G., and Romans, S.E.: Impact of bipolar affective disorder on family and partners. *J Affect Disord* 2001; 67: 147–158.

Dunner, D.L.: Unipolar and bipolar depression: recent findings from clinical and biologic studies. In: *The Psychobiology of Affective Disorders. Pfizer Symposium on Depression.* Basel: Karger, 1980; pp. 11–24.

Ehlers, C.L., Frank, E., and Kupfer, D.J.: Social zeitgebers and biological rhythms: a unified approach to understanding the etiology of depression. *Arch Gen Psychiat* 1988; 45: 948–952.

Fava, G.A., Grandi, S., Zielezny, M., Rafanelli, C., and Canestrari, R.: Four-year outcome for cognitive–behavioral treatment of residual symptoms in major depression. *Am J Psychiat* 1996; 153: 945–947.

Fava, G.A., Savron, G., Grandi, S., and Rafanelli, C.: Cognitive–behavioral management of drug-resistant major depressive disorder. *J Clin Psychiat* 1997; 58: 278–282.

Fava, G.A., Rafanelli, C., Grandi, S., Conti, S., and Belluardo, P.: Prevention of recurrent depression with cognitive–behavioral therapy: preliminary findings. *Arch Gen Psychiat*

1998; 55: 816–820.

Fava, G.A., Bartolucci, G., Rafanelli, C., and Mangelli, L.: Cognitive–behavioral management of patients with bipolar disorder who relapsed while on lithium prophylaxis. *J Clin Psychiat* 2001; 62: 556–559.

Foelker, G.A., Molinari, V., Marmion, J.J., and Chacko, R.C.: Lithium groups and elderly bipolar outpatients. *Clin Gerontol* 1986; 5: 297–307.

Frank, E., Kupfer, D.J., Perel, J.M., Cornes, C., Jarret, D.B., Mallinger, A.G., Thase, M.E., McEachran, A.B., and Grochocinski, V.J.: Three-year outcome for maintenance therapies in recurrent depression. *Arch Gen Psychiat* 1990; 47: 1093–1099.

Frank, E., Kupfer, D.J., Wagner, E.F., McEachran, A.B., and Cornes, C.: Efficacy of interpersonal psychotherapy as a maintenance treatment of recurrent depression: contributing factors. *Arch Gen Psychiat* 1991; 48: 1053–1059.

Frank, E., Kupfer, D.J., Ehlers, C.L., Monk, T.H., Cornes, C., Carter, S., and Frankel D.: Interpersonal and social rhythm therapy for bipolar disorder: integrating interpersonal and behavioral approaches. *Behav Ther* 1994; 17: 153–156.

Frank, E., Swartz, H.A., and Kupfer, D.J.: Interpersonal and social rhythm therapy: managing the chaos of bipolar disorder. *Biol Psychiat* 2000; 48: 593–604.

Goetzel, R.Z., Hawkins, K., Ozminkowski, R.J., and Wang, S.: The health and productivity cost burden of the "top 10" physical and mental health conditions affecting six large US employers in 1999. *J Occup Environ Med* 2003; 45: 5–14.

Goodwin, F.K., and Jamison, R.: *Manic-Depressive Illness.* New York: Oxford University Press, 1990.

Graves, J.S.: Living with mania: a study of outpatient group psychotherapy for bipolar patients. *Am J Psychother* 1993; 47: 113–126.

Harvey, N.S., and Peet, M.: Lithium maintenance: effects of personality and attitude on health information acquisition and adherence. *Br J Psychiat* 1991; 158: 200–204.

Hirschfeld, R.M., Calabrese, J.R., Weissman, M.M., Reed, M., Davies, M.A., Frye, M.A., Keck Jr., P.E., Lewis, L., McElroy, S.L., McNulty, J.P., and Wagner, K.D.: Screening for bipolar disorder in the community. *J Clin Psychiat* 2003; 64: 53–59.

Jacobs, L.I.: Cognitive therapy of post-manic and post-depressive dysphoria in bipolar illness. *Am J Psychother* 1982; 36: 450–458.

Jamison, K.R., Gerner, R.H., and Goodwin, F.K.: Patient and physician attitudes toward lithium. *Arch Gen Psychiat* 1979; 36: 866–869.

Jarrett, R.B., Schaffer, M., McIntire, D., Witt-Browder, A., Kraft, D., and Risser, R.C.: Treatment of atypical depression with cognitive therapy or phenelzine: a double-blind, placebo-controlled trial. *Arch Gen Psychiat* 1999; 56: 431–437.

Jarrett, R.B., Kraft, D., Doyle, J., Foster, B.M., Eaves, G.G., and Silver, P.C.: Preventing recurrent depression using cognitive therapy with and without a continuation phase: a randomized clinical trial. *Arch Gen Psychiat* 2001; 58: 381–388.

Keller, M.B., McCullough, J.P., Klein, D.N., Arnow, B., Dunner, D.L., Gelenberg, A.J., Markowitz, J.C., Nemeroff, C.B., Russell, J.M., Thase, M.E., Trivedi, M.H., and Zajecka, J.: A comparison of nefazodone, the cognitive–behavioral analysis system of psychotherapy, and their combination for the treatment of chronic depression. *New Engl J Med* 2000; 342: 1462–1470.

Kemp, R., Hayward, P., and Applewhaite, G.: Adherence therapy in psychotic patients: randomized controlled trial. *Br Med J* 1996; 312: 345–349.

Kingdon, D., Farr, P., Murphy, S., and Tyrer, P.: Hypomania following cognitive therapy. *Br J Psychiat* 1986; 148: 103–104.

Kirmayer, L.J., and Groleau, D.: Affective disorders in cultural context. *Psychiat Clin North Am* 2001; 24: 465–478.

Klerman, G.L.: Principles of interpersonal psychotherapy for depression. In: Georgotas, A., and Cancro, R. (eds.). *Depression and Mania*. New York: Elsevier, 1988.

Klerman, G.L., Weissman, M.M., Rounsaville, B.J., and Chevron, E.S.: *Interpersonal Psychotherapy of Depression*. New York: Basic Books, 1984.

Kripke, D.F., and Robinson, D.: Ten years with a lithium group. *McLean Hosp J* 1985; 10: 1–11.

Kupfer, D.J., Franke, E., Perel, J.M., Cornes, C., Mallinger, A.G., Thase, M.E., McEachran, A.B., and Grochocinski, V.J.: Five-year outcome for maintenance therapies in recurrent depression. *Arch Gen Psychiat* 1992; 49: 769–773.

Lam, D., and Wong, B.: Prodromes, coping strategies, insight, and social functioning in bipolar affective disorders. *Psychol Med* 1997; 27: 1091–1100.

Lam, D.H., Jones, S.H., Hayward, P., and Bright, J.A.: *Cognitive Therapy for Bipolar Disorder*. Chichester: John Wiley & Sons Ltd., 1999.

Lam, D.H., Watkins, E.R., Hayward, P., Bright, J.A., Wright, K., Kerr, N., Parr-Davis, G., and Sham, P.: A randomized controlled study of cognitive therapy for relapse prevention for bipolar affective disorder. Outcome of the first year. *Arch Gen Psychiat* 2003; 60: 145–152.

Leahy, R.L., and Beck, A.T.: Cognitive therapy of depression and mania. In: Gorgotas, A., and Cancro, R. (eds.). *Depression and Mania*. New York: Elsevier, 1988.

López, A.D., and Murray, C.J.: The global burden of disease. *Nat Med* 1998; 4: 1241–1243.

Maj, M.: Lithium prophylaxis of bipolar disorder in ordinary clinical conditions: patterns of long-term outcome. In: Goldberg, J.F., and Harrow, M. (eds.). *Bipolar Disorders: Clinical Course and Outcome*. Washington, DC: American Psychiatric Press 1999, pp. 21–39.

McElroy, S., Keck Jr., P.E., and Strakowski, S.M.: Mania, psychosis, and antipsychotics. *J Clin Psychiat* 1996; 57 (Suppl 3): 14–26.

Menchón, J.M., Gastó, C., Vallejo, J., Catalán, R., Otero, A., and Vieta, E.: Rate and significance of hypomanic switches in unipolar melancholic depression. *Eur Psychiat* 1993; 8: 125–129.

Miklowitz, D.J., and Goldstein, M.J.: Behavioral family treatment for patients with bipolar affective disorder. *Behav Modif* 1990; 14: 457–489.

Miklowitz, D.J., Simoneau, T.L., George, E.L., Richards, J.A., Kalbag, A., Sachs-Ericsson, N., and Suddath, R.: Family-focused treatment of bipolar disorder: one-year effects of a psychoeducational program in conjunction with pharmacotherapy. *Biol Psychiat* 2000; 48: 582–592.

Miklowitz, D.J., George, E.L., Richards, J.A., Simoneau, T.L., and Suddath, R.L.: A randomized study of family-focused psychoeducation and pharmacotherapy in the outpatient management of bipolar disorder. *Arch Gen Psychiat* 2003; 60: 904–912.

Mitchell, P.B., and Malhi, G.S.: Treatment of bipolar depression: focus on pharmacologic therapies. *Expert Rev Neurother* 2005; 5: 69–78.

Morselli, P.L., and Elgie, R.: GAMIAN-Europe. GAMIAN-Europe/BEAM survey I-global analysis of a patient questionnaire circulated to 3450 members of twelve European advocacy groups operating in the field of mood disorders. *Bipolar Disord* 2003; 5: 265–278.

Murphy, F.C., Rubinsztein, J.S., Michael, A., Rogers, R.D., Robbins, T.W., Paykel, E.S., and Sahakian, B.J.: Decision-making cognition in mania and depression. *Psychol Med* 2001; 31: 679–693.

Palmer, A., and Williams, H.: CBT in a group format for bipolar affective disorder. *Beh Cogn Psychoth* 1995; 23: 153–168.

Patelis-Siotis, I., Young, L.T., Robb, J.C., Marriott, M., Bieling, P.J., Cox, L.C., and Joffe, R.T.: Group cognitive–behavioral therapy for bipolar disorder: a feasibility and effectiveness study. *J Affect Disord* 2001; 65: 145–153.

Paykel, E.S.: Psychotherapy, medication combinations, and adherence. *J Clin Psychiat* 1995; 56 (Suppl): 24–30.

Peet, M., and Harvey, N.S.: Lithium maintenance: I. A standard education program for patients. *Br J Psychiat* 1991; 158: 197–200.

Perlick, D., Clarkin, J.F., Sirey, J., Raue, P., Greenfield, S., Struening, E., and Rosenheck, R.: Burden experienced by care-givers of persons with bipolar-affective disorder. *Br J Psychiat* 1999; 175: 56–62.

Perlick, D.A., Rosenheck, R.R., Clarkin, J.F., Raue, P., and Sirey, P.H.: Impact of family burden and patient symptom status on clinical outcome in bipolar-affective disorder. *J Nerv Ment Dis* 2001; 189: 31–37.

Perlis, R.H., Nierenberg, A.A., Alpert, J.E., Pava, J., Matthews, J.D., Buchin, J., Sickinger, A.H., and Fava, M.: Effects of adding cognitive therapy to fluoxetine dose increase on risk of relapse and residual depressive symptoms in continuation treatment of major depressive disorder. *J Clin Psychopharm* 2002; 22: 474–480.

Perry, A., Tarrier, N., Morris, R., McCarthy, E., and Limb, K.: Randomized controlled trial of efficacy of teaching patients with bipolar disorder to identify early symptoms of relapse and obtain treatment. *Br Med J* 1999; 318: 149–153.

Pichot, O.: El nacimiento del trastorno bipolar [The birth of bipolar disorder]. *Eur Psychiat* (Sp. Ed.) 1995; 2: 143–158.

Pollack, L.E.: Treatment of inpatients with bipolar disorders: a role for self-management groups. *J Psychosoc Nurs* 1995; 33: 11–16.

Reinares, M., Colom, F., Martinez-Arán, A., Benabarre, A., and Vieta, E.: Therapeutic interventions focused on the family of bipolar patients. *Psychother Psychosom* 2002a; 71: 2–10.

Reinares, M., Vieta, E., Colom, F., Torrent, C., Comes, M., Benabarre, A., Goikolea, J.M., and Corbella, B.: Intervencion familiar de tipo psicoeducativo en el trastorno bipolar [Psychoeducational family intervention in bipolar disorder]. *Rev Psiquiatria Fac Med Barna* 2002b; 29(2): 97–105.

Reinares, M., Vieta, E., Colom, F., Martinez-Arán, A., Torrent, C., Comes, M., Goikolea, J.M., Benabarre, A., and Sánchez-Moreno, J.: Impact of a psychoeducational family intervention on caregivers of stabilized bipolar patients. *Psychother Psychsom* 2004; 73:

312–319.

Rosenfeld, H.: Notes on the psychopathology and psychoanalytic treatment of depressive and manic-depressive patients. In: Azima, H., and Glueck, B.C. (eds.). *Psychiatry Research Report* 17. Washington, DC: American Psychiatric Association 1963, pp. 73–83.

Scott, J., and Tacchi, M.J.: A pilot study of concordance therapy for individuals with bipolar disorders who are nonadherent with lithium prophylaxis. *Bipolar Disord* 2002; 4: 386–392.

Scott, J., Teasdale, J.D., Paykel, E.S., Johnson, A.L., Abbott, R., Hayhurst, H., Moore, R., and Garland, A.: Effects of cognitive therapy on psychological symptoms and social functioning in residual depression. *Br J Psychiat* 2000a; 177: 440–446.

Scott, J., Stanton, B., Garland, A., and Ferrier, I.N.: Cognitive vulnerability in patients with bipolar disorder. *Psychol Med* 2000b; 30: 467–72.

Scott, J., Paykel, E., Morriss, R., Bentall, R., Kinderman, P., Johnson, T., Abbott, R., and Haghurst, H.: Cognitive-behavioural therapy for same and recurrent bipolar disorders: randomised controlled trial. *Br J Psychiat* 2006; 188: 313–320.

Shakir, S.A., Volkmar, F.R., Bacon, S., and Pfefferbaum, A.: Group psychotherapy as an adjunct to lithium maintenance. *Am J Psychiat* 1979; 136: 455–456.

Spitz, H.I.: Principles of group and family therapy for depression and mania. In: Georgotas, A., Cancro, R. (eds.). *Depression and Mania*. New York: Elsevier, 1988.

Swartz, H.A., and Frank, E.: Psychotherapy for bipolar depression: a phase-specific treatment strategy? *Bipolar Disord* 2001; 3: 11–22.

Tohen, M., Tsuang, M.T., and Goodwin, D.C.: Prediction of outcome in mania by mood-congruent or mood-incongruent psychotic features. *Am J Psychiat* 1992; 149: 1580–1584.

Tsai, S.Y., Kuo, C.J., Chen, C.C., and Lee, H.C.: Risk factors for completed suicide in bipolar disorder. *J Clin Psychiat* 2002; 63: 469–476.

Van Gent, E.M.: Follow-up study of 3 years' group therapy with lithium treatment. *Encephale* 2000; 26: 76–79.

Van Gent, E.M., and Zwart, F.M.: Psychoeducation of partners of bipolar manic patients. *J Affect Disord* 1991; 21: 15–18.

Vieta, E., and Barcia, D.: El Trastorno Bipolar en el siglo XVIII [Bipolar disorder in the eighteenth century]. Madrid: MRA, 2000.

Vieta, E., and Cirera, E.: Trastornos bipolares organicos [Organic bipolar disorders]. In: Vieta, E., and Gastó, C. (eds.). *Trastornos Bipolares*. Barcelona: Springer-Verlag, 1997, pp. 479–495.

Vieta, E., Nieto, E., Gastó, C., and Cirera, E.: Serious suicide attempts in affective patients. *J Affect Disord* 1992; 24: 147–152.

Vieta, E., Gastó, C., Otero, A., Nieto, E., Menchón, J.M., and Vallejo, J.: Características clínicas del trasforno bipolar bipo II, una categoría válida de dificil diagnóstico. *Psiquiatría Biológica* 1994; 1: 104–110.

Vieta, E., Benabarre, A., Gastó, C., Nieto, E., Colom, F., Otero, A., and Vallejo, J.: Suicidal behavior in bipolar I and bipolar II disorder. *J Nerv Ment Dis* 1997a; 185: 407–409.

Vieta, E., Gastó, C., Martinez de Osaba, M.J., Nieto, E., Cantó, T.J., Otero, A., and Vallejo, J.: Prediction of depressive relapse in remitted bipolar patients using corticotrophin-releasing hormone challenge test. *Acta Psychiat Scand* 1997b; 95: 205–211.

Vieta, E., Gastó, C., Otero, A., Nieto, E., and Vallejo, J.: Differential features between bipolar I and bipolar II disorder. *Compr Psychiat* 1997c; 38: 98–101.

Vieta, E., Reinares, M., Corbella, B., Benabarre, A., Gilaberte, I., Colom, F., Martinez-Aran, A., Gasto, C., and Tohen, M.: Olanzapine as long-term adjunctive therapy in treatment-resistant bipolar disorder. *J Clin Psychopharmacol* 2001; 21: 469–473.

Volkmar, F.R., Bacon, S., Shakir, S.A., and Pfefferbaum, A.: Group therapy in the management of manic-depressive illness. *Am J Psychother* 1981; 35: 226–234.

Ward, E., King, M., Lloyd, M., Bower, P., Sibbald, B., Farrelly, S., Gabbay, M., Tarrier, N., and Addington-Hall, J.: Randomized controlled trial of nondirective counseling, cognitive–behavior therapy, and usual general practitioner care for patients with depression. I: clinical effectiveness. *Br Med J* 2000; 321: 1383–1388.

Wehr, T.A., Goodwin, F.K., Wirz-Justice, A., Breitmaier, J., and Craig, C.: Forty-eight-hour sleep-wake cycles in manic-depressive illness: naturalistic observations and sleep deprivation experiment. *Arch Gen Psychiat* 1982; 39: 559–565.

Wehr, T.A., Sack, D.A., and Rosenthal, N.E.: Sleep reduction as a final common pathway in the genesis of mania. *Am J Psychiat* 1987; 144: 210–214.

Weiss, R.D., Greenfield, S.F., Najavits, L.M., Soto, J.A., Wyner, D., Tohen, M. et al.: Medication adherence among patients with bipolar disorder and substance use disorder. *J Clin Psychiat* 1998; 59: 172–174.

Weiss, R., Griffin, M., and Greenfield, S.: Group therapy for patients with bipolar disorder and substance dependence: results of a pilot study. *J Clin Psychiat* 2000; 61: 361–367.

Winters, K., and Neale, J.: Mania and low self-esteem. *J Abnorm Psychol* 1985; 94: 282–290.

Woods, J.H., Katz, J.L., and Winger, G.: Use and abuse of benzodiazepines: issues relevant to prescribing. *J Am Med Assoc* 1988; 260: 3476–3480.

Wulsin, L., Bachop, M., and Hoffman, D.: Group therapy in manic-depressive illness. *Am J Psychother* 1988; 42: 263–271.

Wyatt, R.J., and Henter, I.: An economic evaluation of manic-depressive illness 1991. *Soc Psychiat Psychiat Epidemiol* 1995; 30: 213–219.

Yalom, I.D.: *The Theory and Practice of Group Psychotherapy*. New York: Basic Books, 1995.

推薦書

Goldberg, J.F., and Harrow, M. (eds.).: *Bipolar Disorders. Clinical Course and Outcome*. Washington, DC: American Psychiatric Press, 1999.

Lam, D.H., Jones, S.H., Hayward, P., and Bright, J.A.: *Cognitive Therapy for Bipolar Disorder*. Chichester: John Wiley & Sons Ltd., 1999.

監訳者あとがき

　私にこの本を紹介してくださったのは，訳者のお１人，奥山真司先生です。この本の翻訳を検討しているときに，こう思いました。「原書を越えるテキストにしてみたい」――日本うつ病学会の双極性障害委員会，うつ病リワーク研究会の先生たちに助けてもらえば，原書を越える内容を確保できるのではないかと思ったのです。

　お読みいただいたように，原書は非常に実務的な，よくまとまったテキストです。患者さんへの「配布資料」などには，その時々の知見などが入れられています。Vieta，Colom が，世界中の文献を読んで，資料をまとめてくれていることに間違いはありません。しかし，日本うつ病学会の双極性障害委員会は，双極性障害の研究について，絶えず世界の最前線の知見をまとめて，委員会内でディスカッションを重ねています。

　本は一度出版されると，そのときから，時代遅れになりかけます。そこで，日本うつ病学会のホームページに，このテキストに対応する資料を掲載して，この資料をアップデートしていけば，日本の読者に，世界トップ水準の資料を提供し続けることができるのではないかと考えたのです。

　私は現在，世界精神医学会，世界精神保健連盟の理事をしています。精神医学，精神医療については，世界中で努力されていますが，日本で行われている努力も素晴らしいものです。日本人には，すぐれた知識，技術を輸入し，それを消化し高めていくという，素晴らしい伝統があります（たぶん，古墳時代から，こういう努力をしているのだと思います）。この大きな長所を，双極性障害の治療にも反映させたいのです。

　病気と言われることはつらいものです。精神科の病気と言われるのは，特につらいことかもしれません。でも，このつらさをもっている人は，実は，人口の何割もいるのです。この本には，双極性障害の方が自分の病気をコントロールしながら，社会での活躍を継続するにはどうすればよいかという要点が述べられています。書いてあることは，厳しい感じがするかもしれませんし，「こうすれば大丈夫なのか」と，少し安心するかもしれません。

　私自身は，双極性障害の方の治療の出発点は，患者さんが自分の状態を自分で認識（セルフモニター）できるように助けることと思っています。そのために，付録にある活動記録表を使って状態を報告してもらっています。双極性障害の方は波があるわけで，この波がコントロールできないと，安定した生活がおぼつきません。しかし，波がコントロールできれば，それ以上，治療に大きな問題があるわけではなく，むしろ，患者さんにはエネルギーがあるわけですから，それを有効に活用してもらえればよいわけです。

私は，アンチスティグマ活動にも関わっています。精神疾患に対する偏見を改善するには，精神疾患をもった人が，疾患をコントロールしながら，社会での活躍や貢献を続けるのが一番効果的だと思います。私たち専門家が，それを助けることができれば，「精神医療は世の中の役に立つ」と評価してもらえると思います。

　「うつ病」は現在，やや過剰に診断されているかもしれません。しかし，双極性障害は，確実に診断が不十分だと思います。はじめに申し上げたように，日本うつ病学会の双極性障害委員会を通して，この本を補完する資料を常に更新していきたいと思っています。「基本は本書で，最先端の知見は学会のホームページで」という組み合わせで，日本の読者に――専門家も，患者さんも，家族も――本書を活用していただいて，1人でも多くの双極性障害の患者さんに，元気で社会の中で活躍していただきたい。そう願っています。

2012年4月

秋山　剛

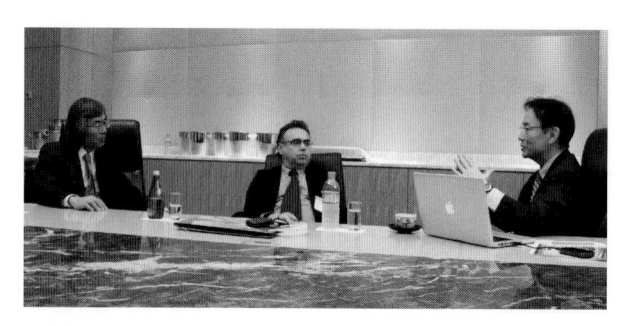

原著者のVieta氏（写真中央）と監訳者の秋山氏（同左）・尾崎氏（同右）

索引

和文索引

あ行

アドヒアランスの悪化　108
アドヒアランス不良　75
アリピプラゾール　87
アルコール　117
アルコール依存　115
アンヘドニア（楽しみの喪失）　60
依存のリスク，薬物の　112
遺伝　98
遺伝性の説明　50
うつ
　——，双極性障害の　133
　——，悲哀のない　60
　——が疑われるときの対応　138
　——の症状　60
うつ病エピソード　59
　——の早期発見　132
うつ病相の症候と特徴　62
運動　135
オランザピン　87

か行

カフェイン依存　115
カフェイン中毒の定義　120
カルバマゼピン　83
　——の副作用　101
家族への支援，双極性障害患者の　15
活動記録表　10
患者を取り巻く環境　109
鑑別診断，統合失調症との　8
キンドリング現象　50
気分安定薬　80, 110

　——の血中濃度　94
気分循環症　8
気分循環性障害　70
気分測定器　47
希死念慮　60
奇形のリスク，治療薬による　100
喫煙　115
急速交代型　51, 72
興味の喪失　63
金銭感覚，躁病エピソードでの　57
クエチアピン　87
経過　67
　——への影響，精神活性物質の使用による　113
軽躁エピソード　54, 72
　——の早期発見　127
軽躁が疑われるときの対応　138
軽躁と幸福感の区別　55
軽躁病相　5
幻覚　58
幻覚剤　117
原因，双極性障害の　42, 49
コーヒーの過剰摂取　112, 116
コーヒーの危険性　117
コカイン　117
呼吸法　150
誇大妄想　57
向精神薬　80
行動技法　14
抗うつ薬　90, 91
抗けいれん薬　83
抗精神病薬　86
抗躁薬　85
合成麻薬　117

混合状態が疑われるときの対応　138
混合性エピソード　59
　——の早期発見　132
混合病相　7, 63

さ行

再発　43
　——に関する説明　71
　——の早期発見　121
　——の引き金，精神活性物質の使用による　112
　——の要因　110
再発予防効果，心理教育プログラムの　161
三環系抗うつ薬　91
参加者間の付き合い　30
思考速度，躁病エピソードでの　57
自然療法　105
自己紹介　38
自己治療，精神活性物質の使用による　112
自己服薬　136
自殺　61
自尊心の増大　57
社会リズム療法　14
授乳中の投与薬剤　102
宗教上の信条，精神病症状と　56
終結，セッションの　157
集団のルール　37
集団療法　12
重複精神病　2
循環精神病　2

症状の隠ぺい，精神活性物質の使用
　　による　112
紹介　37
障害への気づき　34
状態の悪化への対応　138
心理教育　18
　── の効果　160
　── の導入時期　27
心理教育プログラム　30, 37
　── のセッション　24
心理社会的要因　47
心理療法　92
　──，双極性障害の　11
身体的な愁訴　62
神経遮断薬　86
信仰　104
診断，横断的（縦断的）　5, 8
スティグマ　35
ストレス・コントロール　148
ストレスマネジメント　140
睡眠　143
　──，うつと　61
　── の変化　63
睡眠欲求の減少　57
セッションの終結　157
セロトニン・ノルアドレナリン再取
　り込み阻害薬　92
生活習慣，規則正しい　140, 141
性欲亢進　57
精神運動性の変化　63
精神活性物質　112, 114, 117
精神病症状　56
精神病性の躁うつ病　44
精神分析　12
精神力動的精神療法　105
精神療法　104
選択的セロトニン再取り込み阻害薬
　　91
前駆兆候　123
前駆兆候リスト　125
双極Ⅰ型障害　8
双極Ⅱ型障害　8, 77
双極Ⅲ型障害　9

双極性うつ病　14
双極性障害　2, 42, 47, 71
早期症状　122
早期症状リスト　124
早期発見
　──，うつ病エピソードと混合性エ
　　ピソードの　132
　──，再発の　121
　──，躁病エピソードと軽躁エピ
　　ソードの　127
躁うつ病　2
　── とパラノイア，Kraepelin の
　　　3
躁が疑われるときの対応　138
躁病エピソード　54, 57, 71
　── と軽躁エピソードの早期発見
　　　127
　── の早期発見　127
躁病相　5

た行

ダイエット　143
対人関係-社会リズム療法　22
対人関係療法　13
怠薬の回避　110
大脳辺縁系　47
代替療法，薬物療法と　103
脱水によるリチウム中毒　95
単極性障害　71
治療　80, 85, 90
治療者　31
治療脱落の理由　77
治療中断に関連するリスク　107
電気けいれん療法　92
トラッキング，心理教育プログラム
　のメリット　26
トラッキング効果　20
統合失調感情障害　5
統合失調症との鑑別診断　8
統合失調症との違い，双極性障害と
　　　56
糖尿病の疾病教育　23

な行

妊娠　98
妊娠中の投与薬剤　102
認知機能障害　133
認知行動モデル　5
認知行動療法　14
　── のリスク　153

は行

バルプロ酸　83
　── の催奇形性　100
配布資料　31
話し方，躁病エピソードでの　57
非定型抗精神病薬　83, 87
疲労，うつのときの　60
悲哀のないうつ　60
不安うつ病　9
服薬中断　75
副作用　77, 109
　──，神経遮断薬の　86
　──，リチウムの　82
ベンゾジアゼピン　87
ホメオパシー　105

ま行

マリファナ　117
メンタルヘルス　106
モデリング，心理教育プログラムの
　メリット　26
モノアミン酸化酵素（MAO）阻害薬
　　　92
妄想　58
問題解決　152, 153

や行

薬物アドヒアランス　75
薬物療法　90
　── と代替療法　103
有害物質　22
有病率のデータ　51
誘因，双極性障害の　49
予後　67

抑うつ躁病　7
抑うつ病相　7

ら行

ライフチャート　68, 73
ラモトリギン　83, 92
乱用，アドヒアランス不良　76
リスペリドン　87
リチウム　3, 82, 94, 110
　――の催奇形性　100
　――の発見　81
リラクセーション法　150
旅行の計画　155
臨床研究，薬に関する　104
レボチロキシン　83
恋愛，グループメンバーの　31
老年心理教育プログラム　30

欧 文 索 引

anxious depression　9
Arrufat　3
Baillarger　2
bupropion　118
cognitive-behavioral therapy（CBT）　14
depressive mania　7
DSM-IV　4
electroconvulsive therapy（ECT）　92

Falret　2
folie à double forme　2
folie circulaire　2
ICD-10　4
Kraepelin　3
Leonhard　3
Manic-Depressire Insanity and Paranoia　3
manic-depressive psychosis　44
MAO 阻害薬　92

oxcarbamazepine　83
　――の副作用　101
selective serotonin reuptake inhibitor（SSRI）　91
serotonin-noradrenaline reuptake inhibitor（SNRI）　92
sleep health　144
Yalom　37
ziprasidone　87